养生育人精华

林正顺　编著

金盾出版社

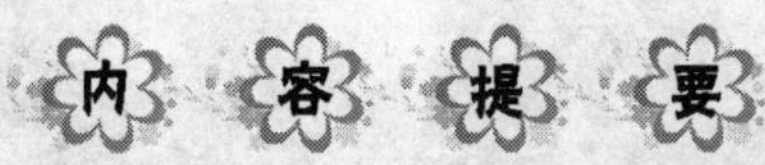

本书较全面地介绍了优生、优育、优教，养生延年及处世治家之道，包括优生与胎教、后天教育法、智残障儿童家庭教育、新生儿至青春期的养护、人体亚健康防治、青壮年及老年期养护、常见病防治等知识。其内容言简意赅，浅显易懂，特别适合广大青年男女，以及中老年人阅读，亦可作为幼儿园、小学老师的参考读物。

图书在版编目(CIP)数据

养生育人精华/林正顺编著．-- 北京 ：金盾出版社，2013.2
ISBN 978-7-5082-7712-7

Ⅰ．①养… Ⅱ．①林… Ⅲ．①保健—基本知识 Ⅳ．①R161

中国版本图书馆 CIP 数据核字(2012)第 137408 号

金盾出版社出版、总发行
北京太平路 5 号(地铁万寿路站往南)
邮政编码：100036 电话：68214039 83219215
传真：68276683 网址：www.jdcbs.cn
封面印刷：北京精美彩色印刷有限公司
正文印刷：北京华正印刷有限公司
装订：北京华正印刷有限公司
各地新华书店经销
开本：850×1168 1/32 印张：6.5 字数：160 千字
2013 年 2 月第 1 版第 1 次印刷
印数：1～6 000 册 定价：16.00 元

序

实现优生优育、延年益寿，提高全民族的人口素质是社会进步的重要标志，也是社会经济、科学技术发展的必然结果。但是如何提高人口素质，实现优生优育和延长人类寿命则是一项长期复杂而又艰巨的工作，是我们每一个中华民族的儿女都应该关心的问题。《养生育人精华》一书的面世对于希望获得这方面知识的广大读者无疑是一福音。

林正顺主治医师从事中西医结合内儿科临床工作40余载，在长期的医疗实践中探索研究优生优育和健身延年这门科学，积累了丰富经验。经过30余年的探索，4年多的潜心写作，始完成了这本著作。该书荟萃了古今中外优育养生方面资料并结合作者自己的临床经验撰写出来，其内容新颖、文字浅显、通俗易懂，既有现代的医学理论，又有中医学行之有效的优育养生之道，内容涉及优婚、优孕、优生、优育、优教、养生延年多方面的知识，既有科学性、知识性，又有文学性和趣味性，是一本颇有特色的医学科普读物。余乐而为序，并推荐给广大读者。

南京医科大学附属脑科医院

神经外科主任医师　　胡波

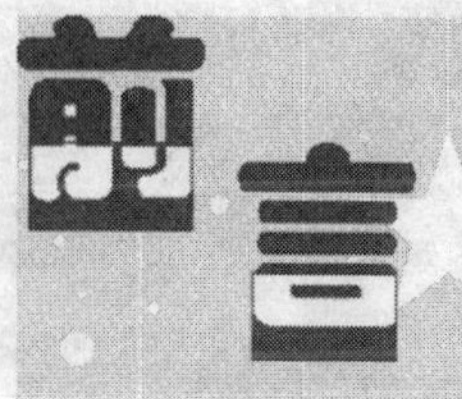

上古圣贤遗书教人，要诚于国，孝双亲、和兄弟、顺夫妻、言语谨慎、行为检点、成才自立……内容已全备矣，诸贤所论如木工钻眼，已至九分，余今复此，特透此半分，欲作小补耳。并非想示教天下，更非敢高过前贤，仅整肃门内，提醒后辈，明理立德……故作此篇，授之绳尺，免其无辙冥行，误人歧途。

余立世六十余春秋，守杏林祖业三世，悬壶济世四十余载，身经劳苦忧患，忙于救死扶伤，卫生管理工作，于闲余静思之时，成此三章，为构建和谐社会，奉献余热，自谓养生育人精华，人情物理，居家做人，消息盈虚，备其大意，醉醒卧起，作息往来，大概如此。今装印成册，供读者时诵长读，体验亲切。

本书的问世，得到了许多领导、专家的鼓励和帮助，特别是南京市脑科医院主任医师胡波同志在百忙之中作序，南京师范大学教务处处长郑开斌同志的热情指导，在此一并深表谢忱。

由于本人才疏学浅，文中不妥之处在所难免，尤愿诸后辈，冰生于水而寒于水，青出于蓝而胜于蓝，补之正之，同时请诸同辈赐教。

林正顺

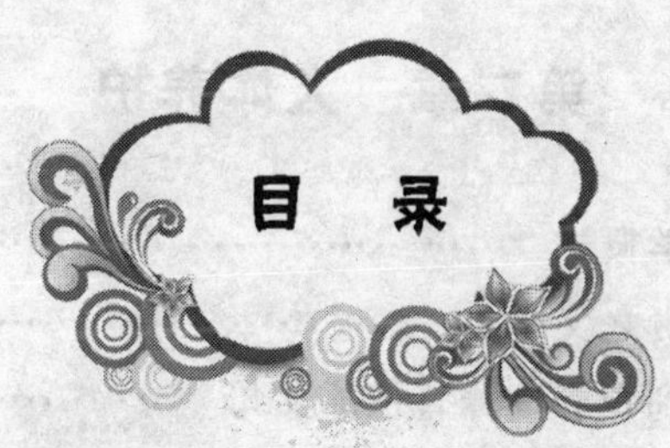

第一章　优生与优育

第二章 人体养护

第三章　处世治家

第一章　优生与优育

人类是宇宙中的高等动物，有了人类就有了种族，亦有了夫妻、父子、兄弟等一家亲人，从而建立了家庭。家庭一经出现，就成了社会的天然细胞，各种亲戚直至九族都是从这些亲属中产生的。一个家庭是以夫妻为主体建立的。居在一院之内，一桌共餐……对外要友好往来，故需和睦为要。俗语云："家有一条心，黄土变成金。"这足以说明家庭成员和睦相处，教养好子女等诸多方面，必依规范，是十分重要的。父母则更要负主要责任和义务。高尔基说得好："生儿养女固然不容易，但是教育好就更难。"三字经云："养不教、父之过。"这意思是说，对孩子只养不教是父母的过错，历史现实和科学告诉我们：父母对孩子的成才与否同样至关重要；家庭也是一个教育单位。

中国是世界文明古国，家庭教育有传统的悠久历史，在今天社会主义的新中国，更需要培养一大批有道德、有理想、有文化的健康劳动者为社会服务。家庭是为国家培养人才的重要基地，是进行社会主义教育的重要组成部分，家长是培养未来具有一定社会道德行为举止劳动者的首任导师。家庭教育需要重视教育整体性，培养孩子良好的行为习惯，实施全面发展是教育的当务之急。

古人说"人生实难"，意思是说难在做人。教育子女的全部实质是使个人愿望与集体、社会、人民和国家利益协调一致，从儿童生活最初日子起，就应教育子女要节制自己的欲望，为集体、社会、人民和国家的利益而勤奋学习，立志成才。安分守己，勤俭持家，关心他人等都是家庭教育的重点。这对和睦家庭和稳定社会秩序有极其重大的意义。家庭作为社会最小的群体细胞之一，家长必须承担对下一代的思想、品德、文化等教育的义务。《雨果诗选》有句名言："每教好一个孩子就减少一个败类。"这更说明家庭教育的重要性、紧迫性，和谐社会根在家庭，人民身心健康是国富民强的标志。

父母是孩子的首任灵魂工程师，对孩子早期教育是一门科学，也是整个社会关注的问题。早期教育，开发学龄前小儿智力占孩子一生智力发展的 80%，根据《早期教育与天才》一书中介绍，一个教育家论断："即使是一个普通孩子，只要教育得法，也会成为不平凡的人。"故必须从孩子幼年开始教育，尤其是 0～7 岁这个阶段。

前贤教子多重后天，乃为真理，根据现代科学证明，优生与胎教当是教子的首要前提。无优生这一前提保证，后天则无法优教或虽教难成。总结前人经验，结合现代科学，概括有：①优生与胎教。②出生后的教育。兹略述于后。

一、优生与胎教

(一)优生

优生是指采取一系列措施，生育素质优良的后代，避免素质较差的后代增多，通过选择配偶，繁殖优秀后代，从而达到改良人种的目的，它对促进国家建设，保证民族繁荣昌盛，具有现实意义和深远意义，要优生必须有优婚、优孕保证。如何保证优婚优孕呢？

第一章 优生与优育

1. 选择配偶 除了人才道德、双方情感和各人家庭经济情况等条件，还须注意如下几个方面：

(1)忌近亲结婚：根据我国婚姻法规定：禁止直系血亲和三代以内旁系血亲结婚。从优生角度来看，近亲结婚害处极大，根据国际卫生组织调查发现，近亲结婚，下一代死亡率比非近亲结婚高3倍；而遗传疾病发生率竟高达150倍。当然，不能绝对地说近亲结婚所生子女都是痴呆、聋哑或畸形，但事实证明这种情况发生率很高，故切不可存有侥幸心理。

(2)禁止患一定疾病的人结婚：如麻风病、精神分裂症、反应性精神病、偏执性精神病、妄想性精神病等。

认真做好婚前检查，对某种原因不能结婚或暂不能结婚者，必须做好婚前咨询，这样可免除后患。

2. 婚后最佳生育年龄 人的结婚年龄按国家婚姻法规定："男22周岁，女20周岁以上，在大学学习期间可足30周岁。"男女恋爱，一般来说，了解对方年龄比较普遍，而对婚后什么年龄段生育较好，却少有了解。过去研究的只是对女方多一些，而对男方研究得较少。随着细胞遗传学的深入发展，发现先天愚型儿的异常染色体并非都来自母亲，也可以来自父亲(根据研究资料表明)。男性超过35岁(或40岁)生育首胎的父亲可致子女患心房间隔缺损，心室间隔缺损症等，比适龄生育的多70%～95%；内脏易位、软骨发育不良、身材矮小、体态异常或畸形比适龄生育的多几倍至十几倍。

妇女在35岁以上的初产妇，较容易生出痴呆等不健康的婴儿。父母亲年龄越大，精子、卵子越易出现"老化"和突变，使遗传物质的异变率倍增，出生先天愚型和畸形儿的机会较多。

早婚早孕对男女双方身体健康和母子健康亦有影响，如女性的骨骼钙化有的到25岁或29岁才完成。假如提前生育，不仅要承担哺育胎儿的任务，还要继续完成自身的发育。再者，过早生育会引起轻体重儿，或胎儿畸形、早产和难产的发病率增高，所生婴儿死亡率也高。古典医籍《褚氏遗书》说："合男女必当其年。男虽十六而精道通，必三十而后娶，女虽十四而天癸至，必二十而嫁，皆欲阴气完而交合，交而孕，孕则育，育而为子坚壮强寿。"并且指出早婚、早孕"则五体有不满之处，异日有难状之疾"。这说明对孩子的智力、体力、体质与遗传、教养、营养及环境有关外，还与父母的生育年龄，性生活和谐程度有很大关系。男女双方什么年龄生育子女为最佳期呢？考其古今研究表明，女性为 23～29 岁，男性 25～30 岁之间最好。

3. 选择适当的季节和时期怀孕有利于优生 过去，一提到孩子的愚笨或聪慧和健康与出生月份有关，往往被人认为缺少科学根据。然而随着医学科学的发展，受孕季节与优生是有关的这一说法逐步得到证实。据资料表明，人的出生月份与疾病及畸形有关。例如，精神分裂症患者以 1～2 月份出生者较多，因为他们的母亲春夏季怀孕头 3 个月正好是胎儿发育旺期，大脑皮质初步形成阶段，对环境变化最敏感，由于气温偏高，湿度过大，孕妇饮食起居都有些异乎寻常，也常因气温不宜，情绪不好，不同程度地影响胎儿神经系统和躯体的发育；12 月份至次年 2 月份出生的婴儿，兔唇、腭裂多见……从上述表明，一般认为选择在秋季受孕最好，而分娩于明年春末夏初之间。这样的话，在妊娠期和分娩期都是蔬菜、水果比较充足的季节，蛋类和牛奶也容易保存。对胎儿来说，在妊娠早期又不是呼吸道传染的季节，可以避免病毒对胎儿的损害，又可在分娩时避开寒冷季节，减少新生儿肺部疾病发生。

为了生一个聪明健康的孩子，除了懂得最佳生育年龄和季节外，时机也很重要。一般来说，宜选择最易受孕日期过性生活，有规律月经的妇女，可在下次月经来潮前 14～16 天时最好，其次还要注意受孕环境，如天气宜人，居室安静，感情热烈等，这对受孕成胎有益。另外还要注意，男女双方有一方患病，尤其是传染病或严重的肺部疾病，应及时避孕，否则会加重病情或影响胎儿发育。

4. 讲究精子、卵子质量　孩子的诞生，是精卵结合孕育的结果，如两者有一者质量不好，都能影响胎儿的发育或致畸。科学研究表明，男性精子质量与体内摄入维生素 A、维生素 C、维生素 E 和食物的微量元素铜、锌、铁等及身体健康与否有密切关系。如果一次性生活射精量少于 3 毫升，能活动的精子数量低于 40%，或每毫升精液中少于 6 000 万个精子，女方受孕率就很低。据有关资料表明，当血清中的维生素 C 含量低时，可使 25%以上的精子粘在一起，影响活动易造成受精障碍。另外，当男性体内的锌微量元素缺乏时，则严重影响受孕率，甚则不育，会使精子变异和血液垂体促滤泡素水平增高，从而造成无脑儿、脑积水、腭裂等胎儿畸形或流产等现象。

男性醉酒后受孕会严重影响胎儿发育。因为酒精对生殖细胞有强烈的毒害作用，这种精子一旦与卵子结合，就会使胎儿肢体短小，智力迟钝，这不仅指大量饮酒如此，而一般饮酒精子也同样受害。女性饮酒同样对卵子有影响。

女性卵巢中约有 50 万个以上初级卵泡，然而一生中只有 500 个卵泡能发育，或具有受孕能力的卵细胞。从青春期开始，每 28 天成熟一个，能不能选一个好的卵子受孕养育后代，这也是一个重要问题。在准备受孕之前，应注意不与电离辐射接触，不与 X 射线接触。因妇女的卵巢一次接受 300～320 伦琴射线就会引起永久性不孕；同样，男性染色体受 170 伦琴照射可造成 1～3 年暂时不育；直接照射卵巢损害更大，X 射线、荧光屏射线均有影响；

长期在电辐射下工作的妇女准备受孕时，建议调换一下工作。男女双方为了有较好的精卵受孕，饮食方面还要注意调节，男方应在准备生育3～6个月前就应注意从各种食物中摄取营养素，如谷类、豆类、猪肝、鱼、肉等；同时要补充含铜、磷、铁、锌等元素的食物，应注意养精蓄锐，提高精子质量。女方在受孕前1个月应多吃含蛋白质的食物，如瘦肉、鸡、鱼和动物的肝及蛋类，同时进食蔬菜和水果，特别注意多食含维生素C的食物，保证体内多种营养需要。最后还要强调的是，男女双方在受孕前半年就要戒烟酒。

5. 如何识别有孕 婚后如何识别怀孕，简单地说可以从以下几个方面分析判断。

(1)月经周期规律的育龄妇女出现月经过期。

(2)有早孕反应，如月经过期后出现厌食，喜食酸辣，有恶心、呕吐等反应。

(3)小便次数增多。

(4)乳房、眼角有色素沉着斑。

(5)面部、前额部及腹正中线出现妊娠斑、妊娠纹。

若出现上述种种现象，则往往表示怀孕，应尽快到医院做进一步检查确诊。另外，还有一种有孕自测法：即用一只干净的玻璃杯，取早上的尿20毫升，然后滴入几点碘酒，这时尿变深色，把烧杯放在火上加热，尿如果变红了就取下来放在一边，冷却后，如果红色退了，就可能怀孕。或用早早孕试纸测试小便，但亦需要医院进一步确诊。

6. 孕期注意事项

(1)避免一切预防注射(如麻疹疫苗，乙脑疫苗等)。

(2)预防感染(特别是怀孕前3个月)，如麻疹、流感、风疹等疾病，并禁止与这类患者接触。因病毒侵入母体，会影响胎儿组织发育，破坏胎儿的大脑正常发育，或致胎儿畸形。

(3)避免接受X线检查，避免接触铅、水银、农药、有毒塑料和一切有害物质，以免致胎儿畸形。特别是怀孕前3个月更要注意。

(4)戒烟酒，因烟内含有尼古丁等多种有害物质，会影响胎儿的发育；酒精更易影响胎儿的发育。

(5)忌铺电热毯，因受电磁辐射会影响胎儿发育。理发时，忌用电吹风机吹风，因电吹风里含石棉纤维微粒，从呼吸道吸入体内，易致胎儿畸形。

(6)要节制房事，尤其是怀孕前3个月和后3个月，因易造成感染、流产及早产。

(7)怀孕初期，胎儿对药物敏感性极高，大多数胎儿会因药物毒性作用影响其神经系统发育，或致畸胎。因此，要严格控制和禁止孕期滥用药物，如大剂量地西泮、苯巴比妥、氯丙嗪等都可使胎儿发育畸形。还须提出的是，目前还有一些人存在着重男轻女的思想，乱服所谓"换胎饮"企图转女为男。什么"雄黄、朱砂"等药，我目睹有数十名孕妇服此药后，不但未转胎，小孩出生后，6岁了连十个指头都数不出，看着爸爸喊妈妈……结果是生出了一个痴呆儿。

(8)不宜过多的接受物理疗法，否则会破坏胎儿器官的形成和发育。

(9)胎儿在整个孕期发育中，对氧的需要是逐月递增的，若因各种原因造成缺氧，则会妨碍胎儿发育，长时间深度缺氧会造成局部发育阻滞而出现畸形。

(10)要注意饮食与居住环境。孕期膳食要合理调配，保证足够蛋白质、维生素和无机盐类，少吃刺激性食物，注意饮食卫生，营养等方面。如孕妇常吃含亚硝酸的食物可致胎儿畸形，并有致癌的作用。据统计学和动物实验证明,食物中的亚硝酸盐通过胎盘诱发胎儿畸形,故对咸鱼、咸肉、腌菜等应控制摄入。居住环境要安静、舒适、卫生,不宜有强烈的噪声刺激。因强烈的噪声可致胎儿畸形等。

(11)孕妇要定期进行产前检查,预防先天性异常婴儿出生,阻断遗传疾病的延续,如发现异常可及早采取科学补救措施。

(12)妊娠期切不可占卦问神,听信妄言,祈神保佑,产妇闻之易生疑惧、忧虑,忧则气结。这样一则影响胎儿发育,二则滞而不顺,多致难产。故孕妇应正确认识,相信科学,精神乐观。

总而言之,避免一切不利因素,为后代的聪明健康做出最大努力。

(二)胎教

胎教,是对未出生的胎儿进行教育,它是我国开创的独特胎儿教育学说。我国最早的经典传说,周文王的母亲在怀他时,“目不视恶色,耳不听恶声”。因而周成大器,为圣明之君。又如孟母说:“席不正不做,割不正不食,胎教也……”到了宋代已有“胎教”的专篇论述。现代医学研究证实,胎儿在母体内并不是“两耳不闻宫外事,一心只顾睡和长”。而是对外界环境变化和刺激表现十分敏感,成年人听不到极低频率或高频率声音,胎儿都能有所觉察,并做出某种反应。

母亲和胎儿之间虽没有直接的神经系统联系,但胎儿与母体是血肉相连的,母子之间可通过胎盘屏障进行某些物质交换。母亲的营养摄入、情绪变化、健康状况等不仅能改变自己血液中的生化成分,同时也影响胎儿赖以生存的子宫内环境,如压力、温度、羊水中离子浓度等。孕妇的外环境,除了直接作为物理因素外,还能通过母亲心理活动,给胎儿带来或好或坏的作用,这也是胎教心理学和生理学的依据。母亲心情愉快，情绪稳定，则胎儿也安静，反之恐惧不安则胎动次数和强度也随着增加，使胎儿发育生长受到影响。有人曾用多普勒测定仪监测，在各种声响出现时（如关门、音乐等声音），发现胎儿心率有所改变，但如果发出的是超声，胎儿的心率便依然如故。医学专家们用胎儿镜发现，每当胎儿入睡或体位改变时，他的眼睛也能活动。3 个月时就能毫不困难地转动头部、双臂和上半身，还能用摇摆身体和蹬腿等动作表示喜好和厌恶。4 个月的胎儿能皱眉，动眼睛等。如果用试验方法碰其眼皮，胎儿便能眨眼。6 个月以上的胎儿受噪声刺激，胎儿自发眼睑活动增加，这就说明此时胎儿已有良好的听力。胎儿在妊娠最后 2 个月，接受来自母体的复杂信息就更敏感了。因此 6 个月以后即可施行胎教。近年来使用的胎教仪可通过音乐促进胎儿活动，增进母子感情。

医学专家还发现，在怀孕后期，胎儿眼睛对光有良好的反应。而且从脑电图还可看出胎儿对光烁的反应。

通过实践直接观察发现，从人流 3 个月以上的胎儿观察，胎儿会对外界刺激作出一定反应，即胎儿有其活动。另外还发现，把出生后婴儿抱在母亲左侧胸前，使他耳朵贴近母亲的胸前，孩子多会安静下来，或依枕在母亲左臂怀抱中最易安静入睡，其原因是由于他出生前有较长时间在母体内，对母亲的心脏跳动已有相当的“分辨力”。这种跳动会给婴儿带来母爱、安全和舒适感。

根据前述，可采用如下方法进行胎教。

1. 父母精神状况是胎教之首　父母精神状况可直接影响胎儿发育，并影响受精，使受精细胞产生不同的链结分裂，形成新生命胚胎后，开始了他新生命的里程。这时妇女处于妊娠期，胎儿与母亲同欢共难。

1952 年，美国生物学家和心理学家乌凯伦就证明：恐惧和不安会使人和动物的血液中出现一种特殊的化合物质，叫做“卡泰霍洛明”，如果孕妇血液中出现这种物质，就会通过胎盘传给胎儿，使胎儿不安。母亲精神状况往往与父亲有着直接联系，如夫妻关系不和，经常吵嘴，使妻子情绪不好，胎儿就可能受罪；若整天听到傲言、诽语或狂暴的响声，将会给胎儿带来不良的刺激，使胎动强度增加，影响胎儿大脑的发育。若夫妻和睦，多给胎儿听些悦耳、轻柔的声音，他将会变得性格温和、温文尔雅。有人调查过，音乐家子女畸形发生率较低。据玉林地区 3 个县直机关调查，182 对夫妇在 1960 年为国家干部或工人，由于生活暂时困难，双方有一方回农村，心情不安，并产生对生活误解，逢人很少笑脸相待，受孕后在孕期常发生吵嘴的 132 名孕妇，其中流产 4 人，占调查人数 2.2%；128 个孩子长大入学，读大专 1 人，读中专 1 人，占调查人数 1.1%；126 个长大成人后，社会交际、组织能力平平。有 50 对夫妻感情较好，受孕后 50 个孩子出生，其中 1 名小儿在 2 岁时患病死亡，49 个小孩入学，读大专院校 11 人，占调查人数 6%；自学成才、考试合格，成为建筑工程师 3 人，占调查人数 1.6%；有组织能力，在企业当厂长多次扭亏为盈 3 个厂以上者 6 人，占调查人数 3.2%；29 人智力一般。

又有资料表明，积极的情绪可以增加血液中有利于神经和其他组织的化学成分。如孕妇情绪紧张，处在应急或焦虑状态中，能激起自主神经系统释放一种叫乙酰胆碱的化学物质，使肾上腺皮质激素的分泌增多，而这种激素也随着血液通过胎盘进入胎儿体内。过量的肾上腺皮质激素对胚胎发育有明显的破坏作用，主要是阻碍胚胎中某些组织结合，特别是早期胚胎发育阶段，会引起胎儿腭裂、唇裂等畸形。同时也影响脑神经细胞的增殖和大脑的发育，妨碍智能发展。

父母的精神状态是由多方面因素决定的，如社会、家庭、生活条件等。因孕妇的精神状态通过神经体液对胎儿有直接的感应作用。所以,丈夫对妻子要体贴照顾、和睦相处,用良好的精神状态对胎儿施行胎教。这也是给后代送去金不换的礼品。

2. 音乐胎教法 音乐胎教是目前国内外较流行的音乐教育胎儿法。其方法是让怀孕6个月以上的孕妇进行音乐欣赏,以宁静为原则,使孕妇感到动听悦耳,能产生美好的联想,通过神经体液将这种感受传导给胎儿。或者用听筒置于母亲腹壁上,每日定时播放,让乐曲声波更容易传给胎儿。澳大利亚一家医院的追踪试验,35名孕妇每天坚持欣赏轻音乐,她们的子女有7人成为音乐家,2人成了舞蹈演员,其余的孩子也有良好的音乐素质。受过音乐胎教的孩子,明显比未受过这项教育的孩子成绩好,同时长相俊秀可爱。

用音乐胎教法时,应当注意讲究科学性,播放的乐曲内容要新颖进步,音调要和谐悦耳,孕妇要心情愉快,这样才能收到良好的效果,若播放音调过高,或内容腐流陈旧,这样不但没有良好效果,反而会带来危害。

3. 孕妇多读智商训练书籍是无声的胎教 妇女在怀孕期多用胎教仪和阅读智商训练等书籍,是诱发胎儿神经反应的良好途径。美国休斯敦有一名叫大卫的聪明孩子,9岁时智商高达159,他入学在汤玛士大学读书,每周上课16小时。有人好奇地问大卫的母亲莉特太太,怎样才能生一个智商高的孩子?莉特太太说,她在孕期阅读了不少关于智商训练和如何教小孩的书籍施行胎教。大卫出生后比一般孩子聪明并不是偶然的,而是在孕期有计划地对胎儿进行教育。笔者对10个具有高中以上文化程度平时爱读书的妇女所生的孩子进行调查,结果比一般妇女生的孩子要聪明得多,所生10个子女中有3个读大学,2个读大专,2个读中专,1个读高中,2名读初中,且成绩都很好。

4. 抚摸刺激胎教法有利于胎儿智力体质的发育 近年来，医学专家通过先进手段进行监测研究结果表明：胎儿在孕中期有很强的感觉能力，母亲对胎儿做刺激胎教法训练，激发胎儿活动的积极性，能增强体质，同时使胎儿智力发育较佳。

方法：孕妇从怀孕5个月起到预产期前2～3周止，可施行抚摸刺激胎教法。进行胎教时，孕妇卧床，然后把双手放置腹部，用双手轻轻安抚胎儿，每次10～20分钟，这种抚摸刺激训练宜在睡前进行，但须注意，如孕妇在怀孕早期有宫缩或腹痛等现象不宜施行。

美国育儿专家凡德兴的胎儿“踢肚”游戏胎教。其方法是：怀孕5个月的孕妇可与胎儿玩踢肚游戏，每次数分钟，一天两次。即当胎儿踢肚子时，轻轻指着被踢部位，等踢第二次时，再轻轻指几下，接着停下来，若你指的方向改变了，胎儿可往你改变的部位再踢（离胎动的部位不要太远）。这种方法经150名孕妇施行，结果生下来的婴儿，在听讲和学习语言方面都获得最高分。

经过这种刺激训练的胎儿，出生后学站、学走都会快些，身体健壮、手脚灵敏、智能发展较好，与未经训练的同龄婴儿相比，显得更天真活泼。

二、后天教育方法

孔子说：“少成若天性，习惯成自然。”又说：“幼儿不能强学，老而无以教，吾耻之。”俗语说：“教妇初来，教子婴孩。”“三岁看小，七岁知老”。当婴儿从出生到青少年期，这个阶段是人生中受教育的一个最关键时期。什么习惯、语言、技能、思想，态度、性情等都要在这个时期打下基础。若是基础打得不坚固，那健全的人格也就不容易形成了。古今中外名人成才的原因不外早期教育，环境影响，个人勤奋，天生素质等方面。大凡教子，必自幼从严，施教其明理立德，品行端正，忠心报国，刻苦学习，专其所长，兼学别样，勤劳本业，遵规和邻，友爱兄弟，尊敬老人，勤俭持家，当以戒其骄惰入手。不许闲游放荡，排除依赖思想，旨在导其性，广其志，养成其才，壮其体，科学教之。

多子女者，须一视同仁，不可偏爱某子。对子女过于溺爱，或虽教不严，甚则纵容袒护，此必害其终身。古人颜之推说："父子之严，不可以狎，骨肉之爱不可简，简则慈孝不接，狎则怠慢生焉。"我耳闻目睹某高干之子，聪明过人，但为父所溺爱，甚则纵容，到成人后更为凶暴，终被国法制裁而判死刑。目前，家庭教育误区，多存在溺爱娇纵，重智轻德，重物质刺激，轻精神鼓励，百依百顺，生活照护过多，造成孩子意志懦弱，任性，独立性差……也有一些家长教育不得其法，行粗暴压制，打骂孩子……这样下去会造成孩子性格冷酷、顽固，缺乏自信，甚则造成逆反心理。还有的父母教育方法不一致，则使孩子养成两面讨好，投机取巧，说谎行骗的性格。因此在孩子的发展过程中，父母的教育方法、态度，以及家庭、社会环境对孩子的性格形成有着很大影响。

作为一个教育者，应当懂得处于启蒙时期的儿童往往是瑜瑕互见，既可雕"龙"又可雕"虫"。民主的家长可以培养出独立性强，大胆机灵，社交能力强的孩子，故应抓住不同孩子的不同年龄阶段分期进行科学教育。如何进行科学教育呢？首先要了解小儿的年龄分期和不同时期的神经、精神心理发育特点，然后才能根据不同时期采取不同的方法去进行教育。

概而言之，吾作教子铭云：人之伦，志当豪，学为先，宜趁早，动脑筋，勤思考，满招损，谦得益，遇难事，多请教，讲道德，懂礼貌，识时务，体谅晓，尝贸易，善外交，有发现，敢创造，文化课，须记牢，常温习，勿忘掉，能言辩，书里找，订计划，周旋巧，莫偷闲，最重要，知锻炼，耐苦劳，安全保，功夫到，家国荣耀。

现将小儿年龄分期与神经、精神心理发育特点分述于后。

（一）小儿年龄分期

小儿经常处在生长发育的动态变化中，各系统组织器官逐渐长大发育完善，功能随之愈趋成熟，生理心理等都各有不同特点。一般将小儿各不同年龄时期划分如下，但生长发育为一连续过程，各期之间又有密切联系。故在不同的年龄时期进行身心健康教育可相互参考。

1. 胎儿期 从卵子和精子结合到小儿出生称为胎儿期。在母体子宫内经过 280 天，胎儿完全依靠母体生存。孕母的健康、营养、工作环境、疾病等对胎儿的生长发育影响极大，当孕母受到不利因素侵扰时可使胎儿正常发育发生障碍，而引起死胎或流产、早产、先天性畸形等不良后果。因此，孕期保健和胎儿保健十分重要。

2. 新生儿期 自出生后脐带结扎时起至生后足 28 天称新生儿期。这一时期，小儿脱离母体开始独立生活，内外环境发生巨大变化，此时期需父母精心养育。

3. 婴儿期 出生后至 1 周岁前为婴儿期。又称乳儿期。为小儿出生后生长发育最迅速时期，各系统和器官继续发育和完善。因此需要摄入较多的热能和营养，尤其是蛋白质，如不满足易引起营养缺乏。

4. 幼儿期 1 周岁后到满 3 周岁之前为幼儿期。生长发育较前减慢些，但活动范围广泛，接触周围事物机会增多，智力发育较前突出，语言思维和待人接物方面增强，但识别危险能力不足，应防止意外事故发生。

5. 学龄前期　3 周岁后到入小学前(6～7 岁)为学龄前期。体格发育稍慢,达到稳步发展,而智能发育更趋完善。

求知欲强,如好奇、爱问、喜模仿,知识面迅速扩大,能做较复杂的动作,学会自己穿衣、吃饭、洗漱等。语言思维能力进一步发展,学会讲故事、背儿歌、跳舞等。根据这个时期具有高度的可塑性特点,要从小培养爱学习、爱劳动的习惯,为入小学做好准备。因喜模仿而无经验,故须防范意外事故发生,并做好预防保健等方面的工作。

6. 学龄期　从入小学起(6～7 岁)到青春期(女 12 岁、男 13 岁)开始之前称为学龄期(相当于小学学龄期)。此期小儿体格生长仍稳步增长,除生殖系统外,其他器官的发育到本期末已接近成年人水平。大脑的形态发育基本与成年人相同。智力发育更加成熟,控制、理解、分析、综合能力增强,是长知识接受文化教育的主要时期,同时是他们在"德智体美劳"全面发展的时期,应加强教育。这个时期发病率低,但要注意预防龋齿,矫治慢性病。端正立行姿势,安排有规律的生活、学习与锻炼,保证营养休息,注意情绪变化。

7. 青春期(少年期)　女孩 11～12 岁开始到 17～18 岁,男孩从 13～14 岁开始到 18～20 岁,称为青春期(相当于中学学龄期)。但个体差异大,有时可相差 2～4 岁。此期最大特点为生殖系统迅速发育,体格生长也随之明显加快。体重、身高幅度加大,生殖器官发育趋向成熟,女子出现月经,男孩有精液排出,第二性征逐渐明显。此时,一方面由于神经内分泌调节不稳定,常引起心理行为精神方面不稳定;另一方面社会接触增多,遇到不少新问题,外界环境影响越来越大,在保健工作上除了保证体格健壮外,尚须根据心理精神上的特点,加强教育引导,使之建立正确的世界观,培养优良的道德品质和文化知识十分重要。

(二)神经精神心理特征

1. 大脑和脑髓的发育 神经系统发育是小儿神经心理发育的基础,胎儿时期神经系统发育最早,尤其大脑的发育最为迅速,出生时脑重约 370 克,占体重的 1/9～1/8,而成年人的脑重约 1 500克,占体重的 1/40。6 个月时脑重 600～700 克;2 岁时达 900～1 000 克;7 岁时已接近成年人脑重,出生时大脑的外观已与成年人相似,有主要的沟回,但较浅,发育不完善,大脑皮质较薄,细胞分化较差,而中脑、脑桥、延脑、脊髓发育已较好,以保证生命中枢的功能。大脑皮质的神经细胞于胎儿第五个月开始增殖分化,到出生时神经细胞数目已与成年人相同,以后增加不多,但其树突与轴突少而短。出生后脑重增加,主要由于神经细胞体积增大和树突的增多、加长,以及神经髓鞘的形成不完善,刺激引起冲动神经传入大脑,不仅传导慢,而且易于泛化,易形成明显的兴奋,出生时大脑皮质中枢如丘脑、下丘脑、苍白球系统已发育成熟,但大脑皮质及新纹状体发育尚未成熟,故初生时活动主要由皮质下系统调节。以后脑实质逐渐增长、成熟,运动转为由大脑皮质中枢调节,对皮质下中枢的抑制作用也趋明显。小儿大脑富有蛋白质,占婴儿脑组织的 46%(成年人占 27%),类脂质、磷脂较少。婴儿类脂质占大脑组织的 33%,而成年人为 66.5%。生长期间的脑组织耗氧量较大,同时在代谢状态下,小儿脑耗氧占人体总耗氧量的 50%,而成年人为 20%。长期营养缺乏可引起大脑的生长发育落后。

脊髓的发育在出生时已较成熟,重 2～6 克,成人时增至 4～5 倍,其发育与运动进度平行,随年龄增长而增生加长。胎儿时脊髓下端在第二腰椎下缘,4 岁时下端上移至第一腰椎。故医生腰穿时就应注意。

2. 感觉(感知)的发育 出生后各种感觉的发育都很迅速,对小儿神经精神发育有重大意义。

(1)视觉(视感知):新生儿因眼球小,视网膜黄斑区发育不健全和眼肌协调较差。虽光觉敏感,遇强光可闭眼,但视觉不敏锐,能看到的距离为60厘米,在15～20厘米范围内视觉最清晰。在清醒和安静状态下可短暂注视和追随近处缓慢移动的物体,可出现一时性斜视和眼球震颤,3～4周内自行消失。第二个月起就可协调地注视物体,并在眼水平方向90°范围内随物移动,初步有头眼协调。3个月头眼协调动作较好,可看到8毫米直径的物体。3～4个月开始看自己的手,4～5个月出现手眼协调动作,追随跌落的物体,开始认识母亲和常见物品,如见奶瓶表示喜悦,喜看红色。1～1.5岁注视3米远处小玩具,能区别形状,喜看图画。1.5～2岁眼调节较好,视力为0.5。2～3岁可注视小物体及画面达50秒,区别垂直线和横线。5岁能区别颜色,视力0.6～0.7。6岁及以后视力才达1.0,用视力表检查与正常标准差2行,应进一步做眼科检查。

(2)听觉(听感知):目前有人认为,胎儿后期已有听觉,并可记忆,因此出生后即可辨识母亲心音和节奏。出生时因中耳鼓室未充气及羊水潴留,听力较差,但强声仍有瞬目、震颤等反应。3～7天后听力就相当好,对声音刺激可有呼吸节律减慢等反应。1个月时能发“吧”和“啪”的声音,3个月出现转向声源(定向反应),6个月后能辨别父母声音,唤其名有应答表示,8个月开始区别言语的意义,10个月两眼迅速看向声源,1岁时能听懂自己名字。2岁时能区别不同高低的声音,听懂简单吩咐,3岁后更能为精细的区别不同声音,4岁听觉发育完善。若出现异常应及早诊治。

(3)味觉:在胎儿7～8个月时味觉的神经束已髓鞘化,故出生时味觉已发育。新生儿对不同味道如甜、酸、苦、咸已有不同反应。4～5 个月的婴儿对食物的微小改变已很敏感,故应适时的添加各类辅食,使之习惯不同的味道。

(4)嗅觉:出生时嗅觉神经中枢和传导神经已基本发育成熟,故新生儿对母乳香味已能有反应。1 个月时对强烈气味有不愉快表示。3～4 个月时能区别好闻和难闻的气味。7～8 个月嗅觉更灵敏,对芳香气味有反应。

(5)皮肤感觉:皮肤感觉可分为触觉、痛觉、温觉和深感觉。新生儿触觉很敏感,尤其在眼、口、手掌、足底等部位,触之即有反应,如瞬眼张口、缩回手足等。而前臂、大腿、躯干感觉则较迟钝,第二个月起才逐渐改善。温度觉在出生时就很灵敏,尤其是对冷的反应。如出生时离开母体环境,温度骤降就啼哭;对牛奶太冷、太热也能感觉到。3 个月时已能区分 31.5℃与 33℃的水温差别。2～3 岁时能通过接触区分物体软、硬、冷、热。5 岁时能分辨体积相同重量不同的物体。

(6)知觉:知觉为人对事物的综合反应,与上述各感觉能力的发育密切相关。知觉包括空间知觉和时间知觉。5～6 个月时已有手眼协调动作;1 岁末开始有空间和时间的知觉;3 岁能辨上下;4 岁能辨前后;5 岁能辨自身左右,4～5 岁已有早上、晚上、今天、明天、昨天的时间概念;5～6 岁能区别前天、后天、大后天。

3. 神经反射 出生时即具有一些先天性反射,如吸吮、吞咽、拥抱、握持等反射,以及对强光、寒冷、疼痛的反应。其中有些非条件反射,如吸吮、吞咽、拥抱、握持等反射应随年龄增长而消失,否则将影响动作发育。如握持反射就于 3～4 个月时消失,如继续存在则将妨碍手指的精细动作发育。出生后 2 周左右即形成第一条件反射。如抱起喂奶时出现吸吮动作,表示大脑皮质在进一步发育,2 个月开始逐渐形成与视、听、味等相关的条件反射。

至4个月时开始出现兴奋性和抑制性条件反射。到2～3岁时皮质抑制功能才发育完善。而7～14岁时皮质抑制功能才发育到一定强度。3～5岁时大脑分析综合能力趋于稳定。智力发育逐步完善。

4. 运动发育(动作能)　妊娠后期出现的胎动为小儿运动的最初形式。新生儿期的动作多无意识不协调,因大脑皮质发育尚不成熟,传导神经纤维尚未完成髓鞘化。此后,尤其第一年内,随着大脑的迅速发育,小儿运动功能日趋完善,小儿动作发育遵循一定规律:①头尾规律。动作发育由上而下,先会抬头后抬胸,两手取物,坐、站、走等。②由近到远。如先抬肩、伸臂,再双手握物而至用手指取物。③由不协调到协调,由泛化到集中。3～4个月婴儿看玩具手足乱动拿不到,5个月后就能一把抓住。④由粗动作到精细动作。先发展抬头、坐、站、走等大动作后才有手指摘物,脚尖走等细动作,此与协调平衡的发展有关。⑤先有正面动作,后才会向后退等。在不同的年龄期间,应采用适当的措施进行教育和养护。为了便于读者进一步掌握,现将小儿精神发育过程详述于后。

新生儿期,粗细动作无规律,不协调,紧握拳。语言方面,只能哭叫。对周围人物的能力与行为适应尚差,如摇钟声只能使全身活动减少。

2个月的婴儿,直立位及俯卧位时能抬头,能发出和谐的喉音,能微笑,有面部表情,眼睛可随物转动。

3个月时,仰卧能变为侧卧位,能用手摸东西,会呀呀发音,头可随看到物品或听到的声音转动,会注意自己的手。

4个月时,扶着髋部能坐,可以在俯卧时用两手支撑抬起胸部,手能持玩具,语言上能笑出声,会用手抓面前物件,会弄手玩,见食物表示喜悦,较有意识的哭笑。

5个月时，扶腋下能站直，两手能各握一个玩具，语言上能喃喃地发出单调音节。行为能力，能伸手取物，能辨别亲人的声音，望着镜中的人笑。

6个月时，能站立、坐一会儿，用手摇玩具，能辨识熟人和陌生人，自拉衣服，自握足玩。

7个月时，会翻身，自己独立坐很久，将玩具从一只手换到另一只手，能发出“爸爸、妈妈”等复音，但无意识。能听懂自己的名字，自己抓饼干吃。

8个月时，会爬，会自己坐起来，躺下去，会扶着栏杆站起来，能重复大人所发简单音节。注意观察大人的行动，开始认识物体，两手会传递玩具。

9个月时，试独站，会从抽屉中取出玩具。能懂几个较复杂的名词，如“再见”等。看见熟人会伸手要抱，或与人合作游戏。

10～11个月时，能独站片刻，扶椅或推车走几步。开始会用单词，一个单词表示很多意义。能模仿成人动作，招手“再见”，抱奶瓶自食。

12个月时，能独走，要拾东西，会将圆圈套在木棒上，语言上能叫出物品的名字，如碗、筷等，指出自己的手、眼等。对人和事物有喜憎之分，穿衣能合作，会用杯子喝水。

15个月，走得好，能蹲着玩，能叠一块方木。会说出几个词和自己的名字。能表示同意或不同意。

18个月，能爬台阶，有目标地扔皮球，能认出或指出身体各部分。会表示大小便，懂命令，会自己进食。

2岁，能双脚跳，手的动作更准确，会用勺子吃饭，会说2～3个字构成的句子，能完成简单的动作，如拾地上的物品，能表达喜、怒、怕等。

3岁，能跑，会骑三轮车，会洗手、洗脸，脱穿简单衣服。能说短歌谣，数几个数。能认识画上的东西，识别男女，自称我，表现自尊心，同情心，怕羞。

4岁，能爬梯子，会穿鞋，能唱歌，能画人像，初步思考，记忆力强，好发问。

5岁时，能单腿跳，会系鞋带，开始识字，能分辨颜色，数10个数，知道物品用途及性能。

6～7岁，能参加简单的劳动，如扫地，擦桌子，剪纸等。能讲故事，开始写字。能数几十个数，可简单加减。能独立自主，形成性格。

综上所述，为了便于记忆掌握对小儿的粗细动作发育过程，大致可归纳为："一月俯卧试抬头，两月垂直抱住可抬头，三月俯卧能抬胸，四月翻身两手玩，五月扶前臂能站立，六月又能独自玩，七月两手能换物，八月能爬九能站，十可推车走几步，十一牵着一手走，周岁独自可行步，十五六月蹲着玩，岁半能爬梯和凳，两岁会用双脚舞，三岁能跑会洗手，四岁五岁会多样，六岁往后不用讲，父母育儿细观详，大致不差是优良，差距过大是异常。"

5. 语言发育(言语能力)　语言为人类特有的高级神经活动，用以表达思维、观念等心理过程与智能有密切关系。语言发育必须具备正常的发音器官，听觉和大脑语言中枢，与周围人群的语言交往也是促进语言发育必不可少的条件。语言发育要经过发音、理解和表达3个阶段。新生儿已会哭叫，以后咿啊发音，逐渐听懂理解别人的话，然后再学会说话。先说单词，后可组成句子，先会用名词，尔后才会用代名词、动词、形容词等，从讲简单句到复杂句。各年龄语言发展情况可见前述。为了便于记忆，编了一个顺口溜，能简单明确表达小儿语言智力发育顺序：一月好睡觉，二月能微笑，三月四月认识妈妈貌，五月六月见人欲拥抱，七月八月常将妈妈叫。

6. 适应周围人物的能力(指应人应物能力) 人不能脱离周围人物而生存,因此从小必须发展对周围人物反应和交往的能力,也就是从一个生物的人逐渐发育成为一个社会的人,不仅会感知和观察外界环境,对其进行综合分析并做出相应的调节反应,而且能应用已发育的动作操作和语言思维等能力解决问题。

新生儿时对周围物品的反应能力(应物能)如对玩具的反应,不易引起注意;2个月时眼前能看到,放入手中握持;4个月时会伸手抓取;6个月时立即注意,抓住后喜送入口;8个月时会两手传递玩具,寻找失落的玩具;10个月时能注意周围细小物品,发现小物品,试用拇、食指摘取;1岁时能找到藏起来的玩具;2岁时能把方木排成长列,当火车玩,并能认识物品的简单形状大小,以后对物体的观察能力越来越成熟。逐渐了解物体相互关系,不仅认识物品的外部形状,还能深入了解其内部性能,如软硬、轻重、质量等。

对周围人与社会环境的反应能力(应人能)受到外界环境的影响大,也与家庭、学校、社会对小儿的教育有密切关系。但其发展规律的限度仍受神经系统发育程度的制约,对各种习惯的形成,固然受教育的影响,但也脱离不了小儿神经发育规律,新生儿时期醒觉时间短,对周围环境反应少,但不舒服时会哭叫,抱起来即安静;2个月注视母亲脸,逗引会微笑;4个月时能认出母亲与熟悉的东西;并开始与别人玩,高兴时笑出声;6个月能辨出陌生人,开始怕羞,玩具被拿走时会表示反对;8个月时注意周围人的行动表情,对熟悉和不熟的人和物有喜和恶表现;10个月对与人交往感兴趣,会模仿别人动作,呼其全名会转头;1岁时独立性强,能较正确的表示喜怒、爱憎、害怕、同情、妒忌等感情;2岁左右能叫大小便,爱表现自己,吸引别人注意,喜欢故事,看画片,能执行简单的命令;3岁时人际交往更熟练,与人同玩游戏,肯把玩具分给别的孩子，随着接触面的不断扩大，适应能力越来越广，更趋复杂。

7. 心理发展 小儿的健康包括心身两方面，即身体健康和心理健康，两者均依赖有健全的社会环境。心理健康是指有良好的性格品德，在社会中与人相处配合融洽，学习、工作有毅力，效力高等。人的心理活动也随年龄增长而发展，由形态到本质，由简单能力到复杂能力，深度和广度均有加强。

(1)注意力和记忆力的发展：注意可分无意注意和有意注意，前者为自然发生，后者为自学的有目的注意。婴儿时期以无意识注意力为主；3 个月开始短暂地集中注意人脸和声音，随年龄增长，活动范围扩大，内容增多，动作语言功能逐渐成熟，越来越多的出现有意识注意，但幼儿时期预定性较差，易分散、转移；5～6 岁后才能较好地控制自己的注意力，但连续集中时间约 15 分钟，7～10 岁 20 分钟，10～12 岁 25 分钟，12 岁后 30 分钟，这是为顺利进行学习和掌握知识提供了更好的条件。故从婴幼儿起就应及时培养注意力，加强注意的目的性培养，引起小儿兴趣，去除外来干扰。

记忆是一个复杂的心理活动过程。包括识记(大脑中形成暂时联系)、保持(大脑中留下痕迹)和回忆(大脑中痕迹恢复)。回忆又可分为再认、再现，再认是以前感知的事物在眼前重现时能认识，再现则是以前感知的事物虽不在眼前出现，但在脑中重现，即想起来了。5～6 个月婴儿能再认母亲，但尚未能有再现，1 岁以后才有再现，以后随着生活内容增多，范围扩大，记忆也越来越广泛、复杂，记忆时间也越来越长。婴幼儿的记忆特点是时间短，内容少，易记带有欢乐、愤怒、恐惧等情绪的事情。小儿的记忆以机械记忆为主，且精确性差，暗示性大，常被成人误认为说谎。随着思维、理解、分析能力的发展，才有了有意义记忆和逻辑记忆，使记忆能力进一步拓宽加深，能记忆大量较复杂的事情。

(2)思维的发展：思维是智力活动的核心，是人脑的高级活动，一般通过语言来实现。婴幼儿的思维特点是客观物体与行动分不开，不能脱离人物和行动来主动思考。2～4岁小儿思维常以自我为中心，学龄前期儿童则以具体形象思维（直觉思维）为主，凭具体形象引起联想来进行思维，如学妈妈喂自己吃饭的形象来给布娃娃喂饭，尚不能考虑事物间的逻辑关系和进行演绎推理。随着年龄增大，小儿逐渐学会综合、分析、分类、比较、抽象等思维方法，使思维具有目的性、灵活性和判断性，再进一步发展独立主动思考的能力。想象也是一种思维活动，尚需通过讲述、图画、书写和唱歌等技能将其表达出来。1～2岁时想象处于萌芽状态。3岁后想象内容稍多，但仍为片断、零星的。学龄前期想象力有所发展，以无意想象和再造想象为主。有意想象和创造性想象很少，后者在学龄期才迅速发展。

(3)情绪情感的发展：情绪是活动时的兴奋心理状态，是较原始简单的感情，较短暂的外显。情感则为需要是否满足所产生的内心体验，是比较高级的情绪，持续时间长而不甚外显。外界环境对情绪的影响甚大。新生儿因出生后宫外环境突变，不易适应，常处于消极情绪。2个月时积极情绪增多，尤其是在亲人怀抱中，喂饭后，房间光线柔和，温度适宜，再伴有悦耳音乐时，婴儿则处于愉快情绪中。当6个月后能辨认陌生人时逐渐产生对母亲的依恋。9～12个月时达高峰，随着与别人交往增多而渐淡漠。婴幼儿情绪表现常为时间短暂，反应强烈，容易变化，外显而真实易冲动，但反应不一致。随年龄增长，内抑制加强和言语情绪反应渐真切稳定，能有意识地控制自己的情绪，良好的情绪常表现为高兴、愉快、喜悦，而不良情绪则表现为恐惧、愤怒、妒忌、担忧、焦虑等。因此，保证有规律的生活和融洽的家庭气氛，适度的社交活动和避免精神紧张与创伤，能使小儿维持良好的情绪和情感，有益于智能发展和优良品德的养成。

(4)意志的发展:意志是人在行动中自觉地克服困难以实现预定目的的心理过程。出生时无意志,随着语言、思维的发展,婴幼儿期开始有意识行动即为意志的萌芽。年龄渐长,语言思维发展越深入,社会交往越多,在成人教育影响下,意志发展逐步形成。积极参与的意志主要表现为自觉、坚持、果断和自制能力方面,消极的意志则表现为依赖、顽固和冲动的品性。可通过日常生活、游戏和学习等来培养孩子的积极意志。重视培养自制能力、责任感和独立性。

(5)性格的发展:性格为重要的个性心理特征,是在生后长期生活环境中形成的,而非先天带来的。性格一旦形成具有相对稳定性,但在教育影响下可有一定的可逆性。婴儿期由于一切生理需要依赖成人给予满足,逐渐建立对亲人的依赖性和信赖感。幼儿时期已能独立行走,说出自己的需要,自己吃饭、大小便,故有一定自主感,但主动行为失败时易出现失望和内疚。学龄期开始正规学习生活,重视自己勤奋学习的成就,如不能发现自己学习潜力将会产生自卑。青春期体格生长猛增,性发育开始成熟,社交增多,心理适应能力加强但容易波动。在感情问题上,伙伴关系、职业选择、道德评价和人生观等问题上处理不当,易产生性格变化。故家长、老师和社会的关心爱护、正确引导对青春期少年建立优秀品德十分重要。

(三)新生儿期教育

为了使孩子健康、聪明,父母应抓住一个“早”字。首先要对新生儿的运动、情绪、语言等方面有所了解。

1. 运动 新生儿仰卧时能把头转向左右;而手的运动,则表示能把碰到的东西抓住。

2. 情绪 基本习惯是空腹抱起时,他会把脸转向抱着一侧的乳房表示吃奶;对人亦有反应,如当婴儿哭时,被大人抱起会停止哭声。

3. 语言 在发音方面,主要哭声有很大力气,而语言理解则表示为对巨大的声音有所反应。

4. 视觉 婴儿在出生后已有光觉反应。1个月以内的新生儿眼的运动不协调,多数有一时性斜视成两侧眼球运动不对称现象,一般2～3周后消失。在此期间,可经常变换小儿卧位,并用彩色玩具进行逗引,使其视线集中。

5. 听觉 新生儿听觉不敏感,但对巨大的声音有反应。这个时期,每当新生儿醒时,可放些轻音乐或讲话,以促进听觉发展。

6. 味觉、嗅觉和皮肤感觉 刚出生的小儿味觉相当发达,能辨别酸、甜、辣、咸味,喜欢吮吸和吞咽甜食。嗅觉发育不及味觉,只是对有强烈刺激性气味表现出不愉快的感觉。新生儿某些部位的皮肤感觉已发育很好,当触及口、眼、手掌及足心等部位时都很敏感。新生儿的皮肤痛觉较差,随着年龄的增长,对痛觉会逐渐敏感起来。

对婴儿的智能发育,父母应当注意以下几点:①不要让婴儿生大病。②夫妇要同心协力养育孩子。③要充分接触婴儿,经常对婴儿讲各种各样的话。④不要因急于增长婴儿的智能而过早实行填鸭式教育。只要身体健康,用一般养育法,即使没有什么特别做法,婴儿都会发挥出他的潜在性智能。

(四)婴幼儿期教育

目前,早期教育已经引起世界各国人民的关注和重视。因为盼望孩子尽快成才是天下父母的共同心愿。笔者认为学龄前儿童有惊人的学习潜力,在这个关键时期,如果教育得好,可使他们变得聪明出众。再者,当今世界处于知识爆炸时代,要求人类在有限的时间内去掌握更多的现代化知识。实践证明，接受早期教育的孩子比不接受早期教育的孩子要聪明，且健康得多，日后成长也快。

早期教育内容很多，就婴儿期言之，主要是智力训练和道德情操的培养。但要根据孩子的心理发展规律和年龄特征，把重点放在开发智力和个性品质上的培养，这也是富有创造性而又艰苦细致的工作。平时父母就要为此付出自己的心血。在早期教育过程中应注意如下几个问题：①态度要和蔼，使孩子感到温暖，愿意接受大人教育。切忌大声斥责或表示不耐烦。②不要强迫。因 3 岁前的幼儿中枢神经系统的功能还未完善，皮质抑制功能较弱，容易激动和疲倦，强迫学习是收不到效果的。要量力而行，善于启发，不要搞填鸭式。③要保证孩子的活动与休息时间。④切忌采取恐吓、欺骗或体罚手段，这对孩子的身心健康有极大损害。

科学的早期教育应是：①父母给孩子布置一个小天地。为孩子布置一个舒适的、色彩鲜艳的环境。例如，婴儿睡床周围，可挂一些红、绿、黄等色彩鲜艳的玩具和实物，放些鲜花或塑料花等；婴儿衣被最好用不同颜色制成。当孩子醒时通过观察可刺激他的视觉，促使其功能成熟。②可让孩子多听悦耳音乐。经研究表明，音乐有促进婴儿眼神、言语、动作的发展。但要注意音量不要太大，声源不宜离孩子耳边太近，以免损伤听力。③让孩子手脚多动，可促进大脑神经系统发育。④让孩子多接触大自然。一方面可开拓孩子的视野，丰富孩子的感性知识，发展好奇心；另一方面呼吸新鲜空气，接受阳光沐浴有利于婴幼儿的皮肤感觉发展（也称感知觉）。如 6 个月后，可以接触各种质地的玩具，触摸保温的奶瓶，尝尝甜、酸、咸的饮料，嗅一嗅食物的气味，同时伴随相应的语言以发展感知觉。

1. 婴儿期　在婴儿期可以从如下四个方面着手。

(1)语言训练:小儿语言是在父母对婴儿讲话影响下,逐渐形成和发展的,经过了先听发音,理解语言和运用语言几个阶段。为了使婴儿的语言发展得好,父母必须给孩子创造一个良好的环境。对 2 个月的婴儿,父母应该常和他说话,给他唱歌,让他听音乐,以发展听力。逗孩子微笑,这样不仅会引起他的快乐情绪,而且为以后的发音和模仿发音打好基础。3~4 个月婴儿能呀呀学语言,5 个月会拉长喉声发音。故对 3~5 个月小儿,父母应引导他牙牙学语,培养他对声音反应和能及时把头转向发音方向的能力,并逗引他用发音作回答。6 个月婴儿已能初步辨别声音,因此父母应用温柔的声音表示鼓励,用严肃的声音表示禁止,以培养他分辨音调的能力。7~8 个月的婴儿,父母应培养他理解简单语言的能力。训练婴儿怎样用眼寻找大人所问的东西,并做简单的回答动作。9~11 个月婴儿,已能够理解一些简单的话语。父母应通过日常生活中所接触的物品和动作,教育他理解单词的意义,培养他模仿大人的语言,从发单音到随成人重复一些音节。11~12 个月的婴儿,父母应启用单词表达自己的愿望,看见什么就讲什么,反复地讲,训练其说话。婴儿语言教育离不开大人影响,主要是模仿大人。因此要提倡大人讲普通话,发音准确清晰,通顺生动,音调温柔而富有感情。而且,婴儿的语言能力还需要通过在与别人交往、交谈中发展。所以,为了促进婴儿的语言发展,父母应尽早和孩子谈话。虽然听不懂,但能引出他的发音反应,这也是对婴儿发音器官的很好训练。

(2)动作训练:根据前面所讲婴儿动作发育有一定规律性,可按自上而下,先大后细动作,由简单到复杂,由低级到高级的顺序发展。婴儿动作训练可增强肌肉的紧张度,加深呼吸运动,加速血液循环,促进新陈代谢,提高机体抗病力,从而保证婴儿正常发育。同时动作训练更可促进大脑发育,反之大脑的发育又引起动作的发展,因为婴儿的适时动作训练有助于智力的发展。对2~3个月的婴儿就逐渐进行俯卧抬头训练,可开始做婴儿体操;3~4个月婴儿可训练用肘支撑;4~5个月要及时发展婴儿的握物、翻身动作,且能从仰卧翻转到俯卧位。因为婴儿学会了这些动作后,就能扩大眼界,增长见识;6个月婴儿要训练爬行,但不宜过早学坐;7~10个月婴儿,可训练其扶站动作;11~12个月,可训练婴儿站稳行走和用汤匙吃东西等。

(3)听力训练:孩子的听力灵敏或迟钝与家庭早期教育有极大关系。只要不是先天性耳聋,生下来不久就会有听力。但由于孩子出生后所受听力教育不同,孩子的听力也有很大不同。因此,父母要尽早地开始训练小儿的听力。

父母哄婴儿入睡的轻柔曲调,以及爱抚婴儿的盈盈笑语,不仅是父母亲情的表达,也是孩子听力训练的启蒙。如果经常训练,孩子就能很快识别出爸爸、妈妈的声音。即使听不懂话,但也可以认出父母而手舞足蹈,有时还会发出几个单音节的声音来回答。当孩子再长大一些时,就可以给孩子玩一些发出响声的玩具,逗他根据响声去寻找玩具,以训练听觉。

当孩子会说简单的话语后,可让孩子识别周围环境中的响声,如刮风、下雨、汽车声……为了提高孩子听声音的兴趣,还可以用游戏方法区别各种各样的声音,分辨声音高低、轻重、长短等。

发展孩子听力,也要注意保护耳朵,如不要乱给孩子挖耳屎,预防中耳炎等。

(4)习惯培养:婴儿在出生3个月后,就要开始训练定时排便习惯。父母平时要注意观察孩子大便时间及神态。一般来说,婴儿在吃奶以后或睡觉醒来都要大便。便前常有面部发红、眼神发呆、屏气用力等表情。父母应抱起婴儿大便,嘴里发出“嘘嘘”的声音,久而久之婴儿就会养成习惯。7~8个月可练习坐便盆,大人在旁边扶持。8个月以后孩子可独立坐便盆。2岁以上小儿，一般就能自己控制大便了。小便每天次数比较多，训练时较困难，一般6个月左右的婴儿大脑皮质的排尿中枢才开始建立，这时才能开始训练定时排尿习惯。可在睡前、醒后、哺乳前后，外出前或回家后，作为排尿的固定时间训练。在训练时嘴里也应发出“嘘嘘”的声音，这样坚持一段时间后，白天就可不用尿布了，如尿湿裤子也不要训斥孩子，要耐心教育孩子，并找原因纠正。到一岁半，训练孩子夜间不要尿床。晚饭时少吃流质食物，饭后少吃或不吃酸性水果；睡前不宜做太剧烈运动或听太兴奋的故事；入睡后2～3小时叫醒一次小便，要注意不让婴儿在半醒半睡的状态下小便，这样做就可以达到目的了。

2. 幼儿期 1～3岁的幼儿是智力发展的关键时期，因此要十分重视这一时期的教育。

1～1岁半幼儿，成人要教他们指出自己五官部位，乃至身体其他部位；引导幼儿看画片，认识图片内容；训练他们用语言表达简单意思；给他们讲童话故事。1岁半～2岁幼儿，教他们拼搭简单积木，串纸片等，以加强手指、手掌的肌肉训练。教孩子做游戏，如捉鸟、捉迷藏，将水装进瓶子里……扩大幼儿活动范围，发展能力；教孩子戴帽、穿衣等；引导他们注意模仿成人的行动，在日常生活中培养他们的情感、意志、兴趣、性格等；诱导幼儿提问题，复述故事，提高其表达能力和训练记忆能力；教孩子看图识字或认简单的方块字，时间不要过长，每次10分钟左右即可。不断增加词汇，引导他们做一些有想象力的游戏，如装扮小学生、小教师等。学习数数、绘画，以及引导幼儿学会对物体大小、上下、多少进行比较等。

2～3岁的幼儿，可让孩子多认识自然事物，如花、草、树、木、动物等。并结合方块字教学，使幼儿开阔眼界，进一步认识世界，培养勇敢精神及发展智力；经常给小孩讲故事，唱儿歌，并教孩子用自己的语言复述故事，背儿歌，学跳舞；教孩子玩各种玩具，做各种游戏；让孩子用蜡笔涂涂画画，同时可进一步有计划地教幼儿识字，数数。区别红、绿、黄等颜色，认识三角形、正方形等，促进幼儿全面发展。

语言是接受知识的工具，此时应努力提高孩子的语言水平。1～1岁半时应启发幼儿用单词表达自己的愿望，教导他称呼亲近的人，看见什么说什么。1岁半～2岁时，是学口语的最佳时期，对学语言的积极性高，喜欢与大人搭话，所以此时应热情鼓励小儿说话，给他讲故事，提高学习语言的兴趣；同时为让孩子说话清楚，要教孩子准确发音，说普通话，并在教发音时让他观看大人的口形及舌、唇动作。2～3岁时，随着年龄增长，不断接触外界环境。父母可以从玩具、日用品等做起，一点一点地告诉小儿周围事物。可让他们看图说话，讲故事，看有关的电视节目，练习说话及说些简单的绕口令，并有意识的教他们学会使用形容词和连接词等。使孩子学会用一个完整语句把自己的意思表达出来，丰富孩子的词汇量。4～5岁时，是学习书面语言的最佳时期，应教会小孩子看图说话，让孩子用几个句子或十几个句子完整、有序、生动地讲述图片。大人可先做示范，然后叫孩子照样讲，重复几次即可。学唱歌，背儿歌，复习故事等。5～6岁可以引导读简单的书和写简单的字。

一个人的学习和成就，不仅取决于他的智力发展程度，而且取决于他是否有良好的个性品质，如爱好、兴趣、情感、恒心、进取心、自信心、自制力、事业心等。因此，要抓好幼儿个性品质的培养，是发展孩子智力的重要保证。从1岁开始，父母就应注意培养小儿的自尊心和完成任务的责任心，使他不怕失败。凡是自己能完成的事，大人就应该放手让他去做，只需给予必要的帮助。3

岁左右的幼儿，已开始掌握了“我”这个代名词。这就说明了他们已经开始认识到自己的能力，并能领会对他的行动要求，对孩子这种独立要求应珍惜和爱护，应在他力所能及的范围内，多给他一些锻炼机会，大人只在旁边帮助和鼓励，并逐步对他提高要求。可以不定期的适当设置一些困难叫他自己克服，坚持进行某项活动或完成一定的任务。这样能锻炼他的顽强精神，发展他的坚持性和自制力，培养他的意志和性格。意志是属于非理性的，所以在培养他独立性和坚持性的同时，应注意有必要的约束，进行正确的引导，不然有可能使孩子形成任性和固执的性格。在培养孩子的意志和毅力等个性品质过程中，父母不仅应对他们进行精心的塑造，还必须以身作则，尽可能发挥潜移默化作用。

4～6 岁的小儿已进入学龄前期阶段，从这个时期开始，儿童行为多具有被动性、依赖性。往往不是由于道德品质不好而是喜欢模仿，或者由于一时冲动，缺乏社会生活经验，不懂行为方式，不善于控制自己的行动，甚至可能出现“好心办坏事”的结果。针对这些特点，在教育培养上应当注意如下方法：

(1)行为习惯：我国著名的教育学家叶圣陶先生说过：“什么是教育，简单一句话，就是要养成良好的习惯。”要孩子养成良好的行为习惯，关键在“坚持”二字上下工夫。心理学家认为，习惯常指人们根据具体要求或规范，经过长期反复练习养成比较固定的行为方式。良好行为习惯，在长期训练中又能转化和积累新的道德观点。久之会使孩子从外部行为习惯转变为心理要求，升华到良好道德境界。要使孩子有良好的道德习惯，应从以下几个方面着手：

①对孩子的道德行为方式给以适当指导，在某方面要进行必要的训练。一般来说，家长要先扶后放。开始可以辅助和配合孩子完成某种道德行为，以后再让他独立去做。如孩子出现错误和

不良行为，应耐心告诉孩子错在哪里，为什么错，应该怎样做才对。否则会欲速而不达，甚至会挫伤孩子的自尊心。

②努力培养孩子言行一致的作风，规范孩子道德行为。家长不但要给予指导，还要进行督促和检查，使他们从小养成说到做到的好品质。如果缺乏这些经常工作，等孩子行为出现了问题以后再来管教，很容易造成他们言而无信，言行不一的毛病。家长要言传身教，以身作则。家长举止行为对孩子影响很大，古有曾子杀猪教子，即为此意。要注意道德意志的培养。因孩子(包括入中小学的学生)易受外力影响，有缺乏坚持性和自制力的特点。因此对孩子的道德行为要抓到底，不能满足他们一两件“好事”。在实践中提高他们的毅力，使之逐渐形成道德行为习惯。

③培养良好的爱学习行为习惯。课堂教学是传授知识的一种手段，最终目的是教会学生自己学习，因之学习习惯养成特别重要。过去不少家长比较重视督促孩子复习，但忽视了督促孩子课前预习。不少孩子预习的习惯没有养成，上课时只能被动的听老师讲解，学习未能发挥主动性、积极性。要让孩子试着读新课文，把新课文中生字词及疑难问题记下来，以便在听课时加深印象。另外，要督促学生认真复习，养成复习习惯，目的是便于加强记忆。如何加强记忆能力的培养，将在后节详细论述。还要督促孩子逐步养成认真做作业的习惯。作业是对孩子所学内容的检测，要引导孩子先将当天所学的内容系统的复习一遍，再对照作业要求有针对性的复习，弄懂题目以后再动笔做作业。这样可避免盲目性，保证正确率。在做作业过程中要提醒学生注意坐正姿势，集中注意力，对刚入学低年级的孩子要加强指导和督促，并且做到有布置、有检查。作业完成后要验证正误。这样训练一段时间，便能形成认真的习惯。

④培养良好的劳动行为习惯。不管社会怎样进步，科学如何

发展，劳动仍是创造美好生活的源泉，因此劳动也是家庭教育的重要一环。在家庭中如何培养孩子爱劳动的习惯呢？第一，要让孩子学会自己料理自己生活，参加力所能及的劳动，如整理书包及床铺，穿衣，刷牙，洗脸，洗脚等。第二，要教育孩子体贴父母，学会做家务，当父母的小帮手，严禁过于溺爱。根据不同年龄，家务劳动可有不同的内容，如扫地、擦桌子等。培养爱劳动的习惯，还须注意不要怕麻烦。安排劳动要适度，具体劳动时，要启发孩子认识劳动的意义。

(2)教育孩子讲文明礼貌：讲究文明礼貌是中华民族的优良传统。孟子主张："弟子入则孝，出则悌，谨而言，泛爱众，而亲仁。"这反映了儒家学说把讲道德、明仁义作为教育的主要内容。社会发展到今天，讲文明礼貌已成为每个公民的重要职责。作为祖国未来的一代——少年儿童，更应该懂得讲文明礼貌。幼儿期是人的道德面貌形成的重要时期。这一时期，他们不懂得什么叫道德标准，只是有意无意地注意家长的一言一行，简单地模仿家长的一举一动。故对孩子进行潜移默化的文明礼貌教育是及时雨。而那些已入校门的孩子，虽初步具有一些文明礼貌常识，但是他们行为极易冲动，自控力差。有很大一部分孩子不分谨慎与胆小，勇敢与冒险，甚至有些不懂得怎样待人接物是对的。做父母的切不可只关心子女读书、写算的训练，而忽视良好的行为习惯培养。现实生活中，大学生、研究生违法犯罪的事实可以唤起人们关注对孩子的品德教育。故教育孩子讲文明礼貌，也是社会的需要，对社会、人类负责。笔者认为当从如下几个方面入手。

①教育孩子尊敬长辈。孩子在家能尊敬长辈，走出去也能尊敬他人，关心他人。要想孩子做到这一点，家长首先要向爷爷、奶奶问好，对老年人衣、食、住、行，疾病都要时刻关心。在处理家庭矛盾时，家长要以礼待人，严于律己，在孩子的心目中树立正面形

象，孩子会由依赖、信任家长上升到学习、尊敬家长，这是良性循环；反之，如果长辈肚量小，常为小事争论，又怎么能去教育孩子尊敬长辈呢？

②教育孩子语言美。孩子到五六岁时，嘴里会冒出一些不好听的脏话来，对此要采取比较科学的做法：第一，听到孩子说脏话时，首先要分析脏话内容，进行坚决制止，说服孩子。第二，要循循善诱，启蒙孩子使用文明语言。可采用一些生动形象的方法教育孩子学会使用文明语言。家庭本身就是一个“小社会”，家庭成员之间也要使用文明语言，使孩子明白：求人做事或帮助说“请”，对人尊称要用“您”，早上见面要招呼“您早”，当接受别人帮助时要说声“谢谢”，当冒犯别人，或给人添了麻烦要说声“对不起”等。有些语言是成人说的，要注意不给孩子生搬硬套，以防少年老成，要半扶半放，鼓励他们使用适合自己的语言。

③要多渠道开辟讲文明途径。这里所指的是在家庭这个范围内开辟良好的育人环境。一是重视家庭环境布置，如在孩子活动的小天地里挂些讲文明的警句，提供一些有益的书刊等。二是制定家庭文明公约，并要执行，这对从小培养孩子的民主意识、法制观念，客观上制约孩子的行为确有启蒙作用。家长要带头执行，做遵纪守法的模范。不参与赌博，不搞封建迷信活动，不抽烟，不酗酒……家庭成员互相督促，争做文明父母和文明宝宝。三是要适时的表扬与批评。但要注意的是表扬不能滥用，滥用会使孩子滋长不良品格；批评要采取巧妙的方法，使他们明白不应该那么做。

④在人际交往中开展文明礼貌教育。接待客人时孩子要称呼来客，也可帮助家长敬茶，客人告辞应说“再见”。客人带来的小孩子，要教育孩子以礼貌待之，陪好小客人。邻里之间，早晚相见要打招呼。与邻居小朋友一起玩耍时，不要为一点小事争吵，玩

的时候不要大喊大叫，闹的大人不能做事休息。别人吃东西要主动离开……去别人家作客，要先敲门，打招呼，得到主人的允许方可进屋。进屋前要先向主人问好。在大人交谈时，不要随便插话打岔。不能乱翻主人家的东西。主人招待吃喝，应让大人先坐，吃饭时，不要把自己爱吃的菜拉到自己面前，也不要乱翻乱弄等。

⑤在公共场所活动中进行文明教育。家长带孩子去公共场所时，应首先教育孩子懂得并遵守规则，家长做好榜样。比如在公园里要对孩子进行爱护花草树木的教育，爱护文物古迹和环境卫生教育。教育孩子做文明游客等。

种豆得豆，种瓜得瓜。如果我们的家庭、学校、社会都重视文明教育，在孩子的心目中播下文明的种子，那将一定会有收获。

(3)如何对孩子进行说服教育：对孩子的教育应以正面教育为主，即使孩子做错了事，也应当注意耐心诱导，而不要过多的指责。经常打骂孩子会使孩子在性格上变得胆小、怯懦，有的会说谎，最大危害是孩子丧失自尊心。所谓诱导，就是讲道理，对孩子的错误进行分析、解释和评定，使孩子明辨是非。

讲道理具体方法有如下几种：

①讲道理时，要注意孩子的情绪。孩子也和大人一样，情绪会有时好有时坏。当孩子欢欢喜喜时，情绪就好，说几句，他很愿意听，听了也能改。如果在情绪不好时，反而会增加他的抵触情绪。故要在情绪好时再说教。

②讲道理时，态度要亲切、和蔼，指出他的行为为什么不对，怎样做才对。讲道理不一定要求孩子绝对听从，只要孩子基本接受就行了。事后再循序诱导。

③说道理时，要选孩子比较信服的人。因为孩子具有一定的选择性，他非常反对试图压制他的人。如果他不喜欢这个人，越说越不会改。反之，让他喜欢的人去说，他会接受，而且改得也快。

④家长要以身作则,孩子才能信服。假如父亲嗜好吸烟,你再讲吸烟害处大,孩子也不会听的。

⑤要以鼓励为主。特别是 3 岁左右的孩子正处于个性初步形成时期,父母要多鼓励、少批评、忌责打。即使孩子调皮,做错事,也要从正面着手,要看到孩子在发展成长。要先肯定优点,再指出他的缺点,鼓励他改正错误,这样才能使孩子易于接受。

(4)如何教孩子识字:教育幼童识字,会促进他们的智力发展,引起他们对学习的兴趣和求知的欲望,并使他们逐渐知道文字与他们周围的生活有密切关系。而识字是掌握文学语言的开始,以口头语言作基础。幼儿早说话,口头语言发展得好,但识字不宜过早。若过早教孩子识字,不但效果不好,而且会挫伤孩子的积极性。一般 3 岁的孩子已能初步掌握本民族的语言,能理解一般名词和动词含义,能听懂别人对他的要求,这时才能开始教他识一些简单地与他生活密切的文字。

教幼童识字,不能像教学生那样按部就班,有一定时间和任务,而应该随机进行,贯穿在游戏中,在玩中学,学中玩,轻松愉快,容易集中他的精力,收到好的效果。

在识字教学中,最基本的是发音准确。先教他身边常见的各种名词,其次是动词。不要认为笔画少先教,笔画多的字就后教。如"工""卜"等虽然简单,但儿童很难理解其意思,不如奶、妈等字记得住。让儿童纯粹机械记忆,不但效果不好,而且起不到促进智力发展的作用。

幼儿识字的特点是记得快,忘得也快。因为幼童的大脑皮质形成的暂时性联系不稳定,所以教学中要经常复习。一个字巩固了,再教另一个。另外,在教幼儿认字过程中,要尽量鼓励他动脑筋想,不能早早告诉他,这样才能提高记忆效果。据研究资料表明,3～4 岁的孩子对语言的记忆,一般是平均一次记忆量不超过两个，进行识字，就应当比口语还少，一次认记一个字就可以了。教幼童识字要适量适时，应安排在孩子情绪愉快的时候进行。

幼童的记忆有很强的直观性和形象性，对于醒目、生动的事物容易记，所以在给孩子写字时，字体要大，笔画要粗，以增强其感观刺激，吸引他的注意力。心理学研究表明，3～4 岁的孩子进行写字练习是比较困难的，做到认识就可以了。在正常状态下，4 岁以上的幼童已能分辨上、下、左、右这些概念，这时就可以开始教学练习。5 岁以后教练字时就不应该空洞地给他左、右的概念，最好定一个标记。告诉孩子应从哪边向哪边写，从哪边向哪收笔，同时应教孩子知道这个字是由几笔写成的。这样既可有利于孩子了解笔画顺序，又有利于他形成数的概念。

(5)如何使孩子提前掌握阅读能力：使幼童提前掌握阅读能力是早出人才、快出人才的主要途径，也是早期教育的关键任务。一般来说，幼童是打基础的重要时期，应该在他们说话不久后，就可以给他们看图片，使他们认识图画，并且用孩子能够理解的生动语言，把书上的故事讲给孩子听。同时还应向他们做一些提问，以启发他们对故事的理解。如果发现他们对某些事物的兴趣，就可带孩子去观看这些实物。

学龄前是培养孩子对书本发生兴趣的好时期，应使他们享受到读书的乐趣。许多事实证明，幼童比年长的学生往往更容易迅速熟记诗歌、课文和外文单词等。儿童听故事多了，看书的兴趣就大了，他们过剩的精力也就有了用武之地。通过阅读，可使他们领会到书中的故事和人物的感情。培养幼童阅读兴趣时，不要急于要他们硬记字词或死背成语，只要他们领会故事中的内容就可以了。为培养孩子的阅读兴趣，还应给他们创造一个合适的读书环境，如室内摆设书架和书，或带孩子去书店看书等。孩子有了兴趣后，还应注意观察孩子水平，如他在浏览书籍时能有多长的注意力，有否被书迷住；在阅读时，是否能正确地拿书，眼睛能否沿着正确的方向移动等。这样就能及时进行针对性、及时性的指导和帮助。

(6)怎样提高小儿认数的能力：一般来说，3 岁左右的幼儿能从 1 数到 10。由于小孩对数字所包含的意义并不理解，故必须用实物和发挥语言的作用。借助棋子、积木、算盘、掰手指等，让孩子跟大人用手指着实物，挨个地数。数到最后一个数时，声音要大，并以量词说出实物总数。数数时要使小儿眼、耳、口、手互相配合，增强记忆。教小儿认识“许多”概念，或比较两个数的多少和一样多时，可以用棋子、纽扣、玻璃球、积木等东西；或让孩子到室外数数树木、楼房、汽车和人，引导孩子注意这些量的概念和关系。通过大量练习和多次感受，会加深理解。幼儿教育仍需要采取学中玩，玩中学的方法，把玩具作为主要教具，把游戏作为主要学习方式，让孩子形成数的概念，打下认识的基础。在小儿认识简单的几何图形，如正方形、三角形、长方形、圆形等，或比较几个物体的大小、长短或宽窄时，要结合实物，经过多次直观体验，就会逐步形成这些概念。

小儿认数，从大小、多少、高低、长短的概念看，是不困难的，但进行运算就难了。农村有不少父母曾试图教孩子学算术，可是学来学去收效不大，结果大人、小孩都泄气。因此，对小孩的早期教育可采用游戏方式，如分玻璃球、凑数目等。并可利用实际生活中的算术问题，如分筷子、切水果和排队等，加强学习算术的兴趣和巩固学过的算术知识。据报道，有人试验一个 2 岁半的孩子，每天学习 20 分钟，一年可以学好小学二年级的算术基本内容。

(7)培养小儿活泼性格：天真活泼是孩子比较理想的性格，其主要表现特征为有朝气，活泼好动，愉快开朗，敏捷细致，适应性强，处事机灵，兴趣广泛，合群，办事有始有终，好表现自己。孩子性格的形成，除先天因素外，最重要的是后天环境影响。所以，父母在培养孩子的活泼性格方面起着重要作用。应努力做到以下几点。

①创造良好的家庭环境，使孩子在家庭中感到精神愉快，轻松，温暖。父母与子女关系是平等的，应该互相尊重，既不过分苛求，也不过分迁就。对孩子提出的正当要求应该满足。

②要以身作则，言行一致，做孩子的表率。孩子的模仿性强，好奇心大，做父母的要避免在孩子面前争吵、殴斗、酗酒等，言行举止要文明。父母本身品德修养如何，给孩子的影响是直接而深刻的，这些影响往往到成年后才表现出来。

③要掌握正确的家庭教育方法。有些父母要求子女要服从、听话，要求他们整天读书或做家务。要求子女的行为要符合自己的标准，一旦孩子达不到，就打骂、训斥，这样往往会引起孩子性格和行为的不良变化。正确的教育方法是耐心帮助，启发诱导，并灵活采用奖惩结合的方法，但要以精神鼓励为主。

④引导孩子参加健康的文体活动。孩子都喜欢活动，而且兴趣是多方面的，如男孩喜欢体育、下棋、打弹弓等，女孩喜欢跳皮筋、看连环画、跳舞、踢毽子等。父母应根据条件提供便利，使孩子的活动丰富多彩，对孩子健康、活泼的性格有潜移默化的作用。父母不要轻率离婚，以免使孩子幼小的心灵蒙受创伤，以致孩子的性格趋向抑制。

(8)绘画能使幼童智力发达：幼童学画，需要进行仔细观察，准确记忆，丰富想象，创造性思维。绘画是幼童认识能力再现的表现，也是对幼童教育的重要内容和手段。

一般情况下，1.5～3岁幼儿处于无目的、无方向的乱涂乱画阶段；3～4岁的幼儿已能控制自己所涂的线条方向和长短，且积极性也高；4～5岁时，可以有意识的绘制图像，表现他们熟悉喜爱的东西等；6 岁时，幼儿就可以根据他们的环境和体验，以及他们最有感情的事物构思绘画了。

为了启发和增加幼儿绘画兴趣，在教育中父母应注意下面几点。

①对孩子绘画可多给予表扬，支持他们大胆地设想和构思。

②给孩子准备需要的工具，如笔和纸等。

③选择儿童熟悉的实物、图纸、幼儿画册等美术品，让孩子欣赏；或带他参观美术展览；或者以儿歌、谜语、故事等有感染力的活动形式，引起他们作画的兴趣。

④引导幼儿观察物体，熟悉物体的基本结构和各部分的位置，以及互相之间关系，使孩子得到深刻印象；或带孩子到大自然中去扩大视野，增加美好的感受，而唤起他们绘画的兴趣。在孩子观察后，想象而又感到困难的时候，大人应做示范，以最简单的方式方法或线条表现物体的特征，调动小儿学画的积极性。

(9)注意培养观察能力：观察是认识事物的主要途径，而观察能力是全面、正确、深刻认识事物的能力。发展小儿观察力，主要是促进其智力的增长。儿童的观察力主要是靠后天的培养和训练逐渐萌芽发展的。根据儿童条件，有目的、有计划地指导他们进行生动而有趣的观察活动，是发展观察力的有效途径。为了促进小儿不断扩大观察事物的范围和深度，当从以下几个方面着手。

①培养兴趣。父母应为孩子寻找能使之好奇的事物进行观察。当孩子对某一事物迷惑不解时，要给予耐心解释，深入引导，细心观察，从好奇开始，引导幼儿观察他们最喜欢的东西，这样孩子自然会产生兴趣。

②要注意掌握观察事物的方法。观察事物应由简单到复杂，由易到难，由局部到整体，由表及里，采用多种方法。对某种物体先观察其外形，再观察它的主要特征和简单的发展过程，并对它

进行仔细的分解观察。然后比较几个相似事物的联系、转化、原因和结果。父母还可以向孩子提出一些问题,使孩子的观察不断深入。

③引导孩子思考。观察的目的是正确地认识事物。只有将观察的现象有机地联系起来,经过思考加工,才能认识事物的本质。这样才能使孩子观察能力逐渐敏锐起来,知识不断丰富。

④父母应尽可能为孩子创造美好的环境,为他们提供生动有趣的观察条件。如常带他们去游览和观察动物等,随时指导他们有意地观察事物。久而久之,能使他们养成观察的习惯。另外,小儿的观察兴趣与年龄有关,故要精心设计选择观察对象。一定要注意观察年龄适应性,才能排除其他刺激物的干扰,进行有目的观察。

(五)学龄期教育

根据学龄期的体格等方面发育特点,要使孩子在德、智、体、美、劳等方面发展,家长必须紧密配合学校老师,认真做好耐心细致的教育工作,重点抓好如下几个方面。

1. 明理立德 俗语说:“书好念,品难学。”一个人道德品质的自律,是为了让自己的行为自觉服从社会道德准则。培养孩子道德自律是为了使子女明白应该做什么,不应该做什么,为什么要这样做,为什么不能那样做,具有明辨是非的观念和自制能力。子女的道德自律能力,是促使其良好道德形成的先决条件。因此,培养子女的道德能力是教子成才的基础工程。

少年儿童开始对事物有某种向往,对需要有一种强烈欲望,但往往又不能理解自己思想、情感、行动的目的,不懂得行为道德规范。幼稚不成熟,意志薄弱,感情冲动,情绪不稳定,易接受坏事物等心理特点,正是导致他们易犯错误的内在因素。这个时期，家长如果对子女的缺点、错误迁就放任，庇护纵容，不引导，不教育或处理不当，粗暴惩罚过度，则会变本加厉，滑向违法犯罪之路。如果抓住可塑性强的特点，给予正确教育，良好影响，科学训练，可使他们形成较强的道德自律，在健康的轨道上成长。

(1)要教育孩子明规懂法，给以“标尺”：对幼儿来说，教育道德形成的具体规范宜简单、正确、易行；对已入中小学的孩子，应配合学校强制孩子掌握《中小学学生日常行为规范》《中小学生守则》。家长必须熟悉小学思想品德，中学法律常识等教材，掌握社会公德知识，以求得教育的一致性、正确性。

(2)要严宽并济：所谓“严”，就是道德要求和行为训练要严格。所谓“宽”，就是当孩子道德行为出现过失或偏差时，家长不可偏激，应冷静思考，具体分析，采用疏导的方法，启发孩子自已找出错误根源，悟出错误危害。

(3)启动内因，创造环境，萌生道德自律：其实，孩子本来就有许多未经“蜕变”的优良品质，如诚实、正直等。这虽然有些朦胧稚嫩，但只要家长注意引导培养，完全可以在孩子身上固定下来。培养孩子道德自律能力固然要重视保持孩子内在的优良品德，但外部环境影响也不容忽视。实践证明，家长影响最重要，家长在孩子面前一定要树立良好的道德形象。孩子道德自律与家庭影响、外部环境熏陶是密不可分的。

(4)对孩子要坚持实事求是：要注重目标性、适时性、稳定性 3 个方面。家长要根据孩子的生理、心理特点及其发展规律，制定切实可行的目标及达到目标采取的措施，让孩子在不断努力中逐步成熟。

总之，培养孩子道德自律能力是一项长期细致的工作。家长应充分认识到，做好这项工作不但能提高孩子辨善恶、拒腐蚀的能力，而且对社会良好道德风尚的形成有着难以估量的作用。

有志者事竟成，是古之明训，反之那些油头粉面、游手好闲、碌碌无为之辈，皆为胸无大志之所致。人生要想获得光明，取得成就，就必须从小指明道路，确立航线。否则，很可能误走旁道，步入斜径。

观其古今中外，有多少令人仰慕的人物从小就给自己的人生道路确立了航程。“为中华崛起而读书”，奠定了周恩来一生的革命思想基础；针刺脊背，“精忠报国”，激励着岳飞“直捣黄龙府”……诸如此类成功之举，无不来源于从小立志。因此，家长们要注意引导孩子确立正确崇高的理想。

理想有科学与非科学之分，有崇高与卑劣之别，故望同辈及后辈要在孩子幼小纯洁的心灵里播下崇高科学理想的种子。理想的培养要注意孩子气质与性格上的差异，理想的实现需要时间的考验，更需要付出辛勤的汗水。孟子说：“天将降大任于斯人也，必先苦其心志，劳其筋骨，饿其体肤，空乏其身。”显然是很有道理的，没有不懈的追求、永恒的精神，是无法承担“大任”的。

培养孩子的理想还要注意心理变化过程，同时要注意孩子对某一种观念的态度或过去形成的态度定势。其次是要创造各种各样的环境，同时家长要以身作则，做孩子的表率。另外，还要让孩子多接触社会，在社会活动中激发实现理想的激情，因为环境影响往往会高于说教百倍。通过看、听等感觉活动接受教育比较容易，还有环境的影响在孩子的眼里比通过教育者口述更形象、更真实。

2. 意志坚定　能否取得事业上的成功，在很大程度上并不取决于人们的智力或客观的环境，而是取决于他们是否具有坚强的意志。望子成龙是每个家长的心愿，每位家长都希望自己的孩子是生活中的强者，在事业上有所成就，而大多数父母对独生子女过于溺爱，造成其意志薄弱，创造性、独立性差，最终是大器难成，恨铁不成钢。

意志是“人在行动中自觉地克服困难以实现预定目的的心理过程”。坚强的意志又是克服困难去完成各种活动的重要条件。因此，对小儿的意志培养应注意如下几种方法。

(1)加强目的性教育，注意培养良好的情操：意志行动是有目的的行动，一个人有明确的目的，才能坚持一定的行动。而一个人追求什么样的目的，取决于他的信念、理想和世界观。因此，使孩子明确各种活动的目的，树立远大的理想和信念是培养孩子意志品质的首要条件。理想教育必须从小开始，根据儿童年龄特点，结合生活实际，通过参观访问，听英雄故事，将孩子学习、工作的目的和国家的长远目标结合起来进行教育，明确为什么要读书学习等。

(2)给孩子创造条件，加强意志行为的训练：任何劳动、学习及科研都需要个人为达到一定目的而表现出坚强果断的精神，在必要时还需要表现出勇气。

意志要在克服困难中实现，并在克服困难中加强。家长在培养孩子的坚强意志品质时，必须让他们到实践中去锻炼。对孩子参加学校或社会上各种有意义的集体活动不要加以干涉，而应鼓励和支持。意志行为的训练应有一定的纪律约束为保证。只要提出的行为目标方案是合理的，就要让孩子不折不扣地去执行，不许有任何迟疑和逃避。同样，如果孩子采取不正确的决定，就决不允许随心所欲，一意孤行。因此，家长应将尊重、鼓励、严格要求和督促检查结合起来。必要时还可采取适当的强制手段来强化训练他们的意志。

(3)重视孩子意志的自我锻炼：家长不能忽视自身的影响作用。意志的优良品质是与一个人自我意识发展水平密切相关的。自我意识包括自我观察、自我批评、自我规范、自我控制和自我检查。家长要教育孩子养成上述习惯，通过检查，找出差距，不断前进。自我检查方法有日记、周记、独立练习、测验等。家长应注意身体力行对孩子意志锻炼有着强烈的暗示作用，若自己办事优柔寡断，精神萎靡不振，孩子也很难形成蓬勃向上，自信果断的良好品质。若家长在工作中坚毅、顽强、沉着，孩子也一定会在耳濡目染中受到教育。

(4)针对孩子的意志表现，采取不同的训练措施：如对十分执拗、顽固的孩子，应从自觉性、目的性和原则性方面去培养，使他们理解固执与顽强的区别；对胆小而易受暗示，犹豫不决的孩子，要培养他们大胆、勇敢、果断的品质；对于十分冒失、轻率的孩子，要培养他们沉着、耐心的品质，让他们理解勇敢与蛮干、轻率的区别；对于过分活跃和缺乏自制的孩子，要提高他们控制行为的能力；对于缺乏毅力的学生，则应激发他们坚忍不拔的精神。

3. 遵纪守法 这是对每一个公民的基本要求。我这里所讲的“纪”是指纪律，它要求人们遵守业已确立的秩序，执行命令，履行自己的职责。“法”通常指由国家法定或认可，受国家强制力保证执行的行为规则的总称。遵纪守法，在家庭教育中，从根本上说就是要培养孩子良好的行为习惯和道德观念，将来成为一名有理想、有道德、有文化、守纪律的人才。

教育孩子遵纪守法，是长期细致的工作，但有些家长认为“树大自直”。殊不知孩子年龄小时，缺乏辨别是非的能力，容易接受良好的影响和事物，也容易萌发不好的念头和行为。待走上邪路，触犯了法律，树大就不易直了，甚则直不了。大量有关犯罪的材料表明，青少年犯罪占犯罪总人数比例在直线上升。研究其主要原因，是家长未能从小给孩子以良好的品德培养和遵纪守法教育。“千里之堤溃于蚁穴”的事实应验了这个道理。故从小对小孩教育要遵纪守法不容大意，应从如下几个方面进行。

(1)正面教育,树立榜样:孩子的思维是以具体形象思维为主,逐步过渡到以抽象逻辑思维为主,尤其是幼儿园和小学阶段,榜样的力量是无穷的,家长要注意给孩子树立好的榜样。因为孩子是通过模仿成人(特别是父母)来学习的,父母总希望自己的孩子成为有理想、有道德、有文化、守纪律的人,那么首先就要努力使自己成为这样的人。我看见有这样的父母,他们不许孩子骂人、打人,但是自己却常说脏话,常动手打人,这样能教育好子女吗?相反,如果父母做到言行一致,孩子自然会受到熏陶。

孔子说:"其身正,不令而行;其身不正,虽令不从。"意思是说发号施令的人本身要正。也可以说教育者自己的品行端正,不用下令,被教育者也会自觉执行或仿效。孔子之言说明了身教的重要作用。

(2)结合实际,讲明道理:讲道理是提高道德认识的方法。但有些家长却抱怨说:"道理讲破嘴,孩子就是听不进去。"应该怎样讲才能使孩子接受呢?

①要让孩子听得懂,要结合孩子的理解水平,就事论事。如当孩子拿了班级的集体玩具不肯归还时,家长可以这样说:孩子,班上的玩具是给小朋友在幼儿园玩的,如果你拿回家,他也拿回家,都拿走了,那孩子们到幼儿园时就没有玩具,是不是?切莫说"公家的东西不准侵占"等大道理。

②要耐心。孩子在太兴奋或激动时是听不进道理的,家长在气头上也不能讲清道理;生硬训斥会使孩子与家长关系闹僵。最好要耐心,以亲切的口吻说明道理。

③要有道理,要讲到点子上,简单、明确、透彻的道理,易使孩子接受。

④多从正面予以指导。

(3)立下家规:家规是指家庭各成员的生活准则。建立良好的家规使孩子遵守，那么孩子长大就会自觉地做一个遵守社会公德、守法合格的公民。良好家规一般包括如下方面的内容：

①礼节之规。如尊老爱幼，来客让坐等。

②生活之规。主要是使孩子养成良好的生活习惯和劳动观念。

③交通之规。此规则较多，须经常系统培养，可参阅有关资料。

④品行之规。如诚实坦白，不撒谎，亲友和睦；家中钱物未经父母同意，不得随意挪用等。

(4)为孩子创造良好的法规教育环境，消除精神污染源：首先管好孩子校外时间。因孩子大量时间是在校外度过，特别是中小学生。这就形成管理教育上的盲区，许多孩子出现违法乱纪行为多在校外。因此，家长要根据自己的条件和孩子的特点进行教育。其次，要消除孩子违法乱纪的精神污染源。由于孩子的生理、心理、年龄特点，抵抗精神污染的能力是很差的，稍有不慎就会造成不良后果。家长应多对孩子进行遵纪守法方面的教育，使孩子思想、灵魂得以净化，增强抵抗精神污染的能力。

(5)要与学校共同教育孩子遵纪守法：家长要主动与学校联系，及时了解孩子在校的品德表现，配合老师一起抓好，做到警钟长鸣，防患于未然。

4. 珍惜时间　教子读书学习，贵在珍惜时间、勤奋和一个"恒"字。韩愈说："业精于勤荒于嬉。"凡事皆然，而读书更要勤奋，持之以恒，珍惜时间。勤，同样是成就大事不可缺少的条件。要实现志愿和目标，就要勤奋学习，珍惜时间，鲁迅先生说："时间就是生命，谁要侵占别人的时间就是谋财害命。"又说："浪费时间，就等于慢性自杀。"培养孩子守时、惜时、用时的良好习惯，就要让孩子不但知道应该珍惜时间，而且还要努力去做时间的主人。合理地安排时间就等于节约时间，鲁迅先生从他迟到中悔悟出一个“早”字为座右铭，一生从“早”字中赢得了大量的时间，成为我国伟大的思想家、文学家。明朝，李时珍为写《本草纲目》走遍长江和黄河流域的许多地方，历尽千辛万苦，在走访过程中，李时珍勤读、勤看、勤问，参考了 800 多种书籍，终于写成了《本草纲目》巨著。试问，如果不勤奋刻苦，不去珍惜时间，他们对人类能作出这样的贡献吗?

无数事实证明，应该教育子孙，用“志”和“勤”来作为双桨，奋力驶向胜利的彼岸。

怎样珍惜时间，概括起来主要体现在如下 3 个方面。

(1)集中精力，专心致志：青少年正处于学习知识的主要时期，上课、作业这两个环节对孩子来说特别重要。家长应特别教育孩子在上课时专心致志。若浪费了课堂听讲时间，就失去了重要的学习机会，导致课外花几倍于上课的时间都弥补不上课堂认真听讲的收获。若家长常教孩子把时间花在作业上，这是极为片面的，应把课堂学习和作业放在同等重要地位进行教育。

(2)教育孩子养成“今日事今日毕”的良好习惯：青少年如果养成了拖拉习惯，就会使意志消沉，作风散漫，缺乏志向和抱负，最终得过且过，成为没出息，无所作为的人。因此，家长一定要教育孩子做到“今日事今日毕”，杜绝明日复明日的拖沓现象。

(3)早起早睡，劳逸结合：这样可保持精力充沛，更好地提高工作效率。应根据孩子的年龄和学业情况，帮助他们合理安排时间。如孩子是小学生，可早上 6 点起床，做 10 分钟体育活动，然后做老师布置的作业。晚上用一小时左右时间预习下一节课内容，9 点钟准时休息，星期天和寒暑假适当增加自学时间。这样为孩子订一个切实可行的计划，密切配合学校老师。计划一旦订好，需要督促孩子努力地去做，逐步培养孩子形成很好的自控能力。在合理安排时间的前提下,家长帮助孩子提高利用时间的能力是非常重要的。一是要教孩子学会相对集中地利用时间。要根据孩子的年龄,针对不同学科,相对集中一段时间学习同一内容,对学过的知识重复多次,加深记忆痕迹,牢固掌握。二是要提高孩子学会计划时间的能力,家长根据孩子的实际情况,帮助制定一个合理的学习生活计划,使时间有计划地得到利用。三是要教育孩子利用零碎时间,如节假日、星期天、早晚、饭前、饭后、课余等零碎时间,较长的时间可用来学习和复习较多的内容,较短的时间可用来记生字、公式等。四是让孩子懂得学会选择高效率的学习时间。一天 24 小时人的功能状态是有变化的。一般是上午 9～11 点为最佳学习时间,下午 3～4 点也较好,家长要教育孩子在高效时间里分秒必争,有效学习。放学后抓紧复习功课和完成作业,千万不要等到晚上 9 点钟后困倦时再做作业,那样效率非但不高,反而影响休息。

陶恒公说:"大禹惜寸阴,吾辈当惜分阴。"古人用心如此之勤,前人为我们做出了榜样,我们做家长的也应该为孩子做出榜样,言传身教,不要天天叫孩子学习,自已却去打麻将,玩扑克……无所事事。在家庭里,父母无论工作、学习、生活乃至家务事处理上都要珍惜时间,给孩子做出表率,从而起到潜移默化的教育作用。

5. 强化记忆　记忆,是人脑对过去经历过的事物的反应。人的一切活动,都离不开记忆。记忆是智力的仓库。如果一个孩子的头脑像个"漏斗",那学习对他将毫无意义,积累知识,增长才干也无从谈起。要适应社会发展的需要,就要求孩子有很强的记忆力。只有依靠记忆力,才能帮助孩子理解掌握新知识,使孩子的观察、思维、想象过程及结果,作为新经验保存在大脑里,成为继续学习的基础条件。故必须重视培养孩子的记忆力。

到底采取什么方法才能既快又好地提高孩子记忆力呢？许多家长苦于无从下手，往往事倍功半，收效甚微。目前，学校教育在一定程度上轻视记忆力的培养，将记忆力与智力对立起来，孩子所受的是三点式教育，即读、写、算，大量时间耗费在记忆—遗忘—再记忆的反复过程中，而达不到预期效果。

要提高孩子的记忆力，首先要对记忆过程作一个大概了解。人的大脑记忆过程，可分为记忆、保持、再认或重现3个阶段，用现代观点解释，记忆就是信息的储存和提取，有人将记忆过程比为照相机摄像程序。识记相当于取景拍照过程，保持相当于外界景象感光在胶卷上的阶段；再认或重现相当于冲洗显像过程。学习记忆的神经机制是：外界信息刺激人的感官时会产生一种电兴奋，并在一切神经路中传导，同时作为一个印迹贮存下来，然而倘若不经反复刺激，这种兴奋就会消失。如果经常反复刺激，脑细胞之间会形成新的突触或改建旧突触成为印迹。当有关信息影响到这些突触，就可“唤醒”这条通路。这就提示，人们勤奋学习、反复温习是形成记忆的条件基础。到目前为止的专家们共识：人群中95%的正常人记忆力都大致相仿，记忆力特好和特差的只是极少数；人的记忆力一般都有很强的可塑性。因此，在学习中反复强化，勤于记忆，巧于记忆是能够提高学习记忆能力的。

现代科学较普遍地认为，大脑有巨大的潜力，人一生只用大脑细胞的20%，其余80%尚待开发，即使20%的脑细胞中也要损失许多，在整个大脑中只占一小部分。故还要注意开发大脑，尤其是右脑功能。1981年，美国神经生理学家罗杰·斯佩里发现了人的左脑、右脑具有不同的功能。右脑主要负责直感和创造力，或称为司管形象思维，判定方位等；左脑主要是负责语言和计算能力，或称为司管逻辑思维。一般认为，左脑是优势半球，而右脑功能普遍得不到发挥。近年来，不少人提出开发右脑功能，是求得左右平衡，沟通和互补作用。这样可使孩子的记忆力提高几倍、十几倍，而弥补过去的学校教育漏洞。

开拓右脑方法有二：其一，非语言活动。运动、跳舞、美术、欣赏、音乐、种植花草、手工技艺、烹调、缝纫等，既利用左脑，又运用了右脑。如每天练半小时健身操、打乒乓球等，特别需要左手，左腿多活动，因左脑控制右侧，右脑控制左侧，这类方法值得提倡。前苏联著名的教育学家苏霍姆林斯基说："手使脑得到发展，使它更聪明。"又说："儿童智力就在手指尖上。"可让儿童从小练弹琴、打字、珠算等，也可有意训练孩子用左手做右手习惯的事，如写字，拿筷子、剪纸，梳头等，确有健脑益智之效。其二，智力练习活动。通过某类练习和活动，可直接影响右脑。这类练习不同于一般智力测验，是要打破心理定位，开发知觉和想象力的潜力。如你问你孩子木头有什么用处？他举一般用途，除通常用途外，还可以做柴火、木槌、木拖鞋等。这类测试题不胜枚举，多接受测试能有助于右脑功能的拓展。

(1)根据上述机制，可采取下面一些方法，加强小儿的记忆力。

①重复记忆法。例如，认识一个字，首先要读几遍，然后及时复习，复习最好在当天晚上，过 1～2 天再重复 1 次，以后每隔一段时间加强 1 次，防止遗忘。这种方法是让小儿一而再，再而三地感知须要记住的东西，这是最简单却是重要的记忆方法。小儿喜欢重复。反复感知事物的结果，就会使小儿的大脑留下深刻的印象，如凡与幼儿生活有关且反复出现的事物，能使孩子长久地保持记忆就是这个证明。吾云："诗书万卷怎收藏，我有奇方劝你尝，博览求真刻苦学，将它装进脑髓房。"

②形象记忆。即充分应用直观条件和重视语词的解释说明，使形象与语词交互发生作用。也就是说，把所学的内容与某一种

物形联系起来记忆，可加强记忆，如教小孩子阿拉伯数字时，可以用形象的事物向小儿讲解，1 字像竹杠，2 字像小鹅，3 字像耳朵，4 字像小旗，5 字像鱼钩等。这样，孩子认字的印象比较深刻，容易记住。

③推导记忆法。可根据事物之间的相互联系，用推导的方法记住一系列关联的事物。教孩子认"人"字，"人"字上面加一横是"大"字，"大"字下面加一点是"太"字，"大"字上面加一横是"天"字，"天"字出头是"夫"字……这样推导认字，可以记住许多字。

④理解记忆法。这个方法不是死记硬背，而是依靠和利用过去的知识和经验，把需要记忆的事物融汇到自己的知识和经验中，从而加强记忆。

⑤综合记忆法。这是动用小孩的视、听、触、味、嗅等多种功能。通过手、眼、口、耳等各种器官协调配合，从各个方面观察事物，这样就能增强记忆效果。

⑥归纳法记忆。即记住句首、句中、句尾主要字词，以便记住全句。

⑦填空法。即把一句或一段话的每部分反复变成填空题进行填充或记忆。

为加强孩子的记忆，从孩子的年龄、生理特点出发，借鉴他人经验，还必须做到以下几点：要引导孩子对所记的事物发生兴趣，注意力集中，激起他们愉快的情感；明确目标形象，发挥孩子的主观能动性，这样才能使事物在脑海中留下深刻印象；同时要注意重视语言作用，多用启发性语言，有效地唤起他们的记忆；还要为孩子创造一个良好的记忆环境，使他能很快地进入记忆状态，如安静环境等；要注意营养，如蛋白质使脑神经组织发育完善，蛋黄中的卵磷脂进入肠道后能产生有助于改善记忆力的乙酰胆碱。另外，还要注意加强孩子的体格锻炼，劳逸结合。如果让孩子整天以作业为伴，与课本为伍，有读不完的书，写不完的作业，那会使孩子产生厌学、惧学，从而在一定程度上抑制记忆力的发展。故需注意劳逸结合。

(2)遗忘是记忆的对立面，根据心理专家研究归纳有以下9种因素干扰，应予以排除。

①意义性干扰。常可用谐音法提高意义兴趣，加强记忆。如将1818、1883这些数字赋予一爬一爬，一爬爬山的意义后，显然就容易记住。

②方法干扰。不求甚解，忽视材料内部有机联系，忽视耳、口、手各种器官的协调作用，就记不好，易忘记。

③信息干扰。在学习过程中，受到先前学习过的材料干扰，现在学的材料对过去学习材料的干扰。为了避免这些“遮盖式”的干扰，可在刚刚记熟了一个内容后稍休息一下，再记另一个内容。使所记信息有一定时间在大脑皮质内得以巩固。

④深度干扰。记忆深度不够，遗忘可能性必然大。如果在熟记材料后再花些精力去强化，效果将会更好。

⑤情绪干扰。在部分情况下，极端的情绪波动能使大脑功能受严重干扰。由于理智的低下，又导致知觉和记忆上错误。故须使孩子情绪稳定。

⑥病理性干扰。比较常见。如营养不良、神经衰弱、烟酸缺乏症，脑组织损伤等，都能造成一定程度上的记忆力减退。故须注意身体健康。

⑦化学性干扰。除烟酒外，摄入过多的精制白糖、防腐剂、化学色素、人工染料等化学添加剂或误摄入较多的铅、汞、铝、砷、氯化物、酸、石油、农药等对人体有害物质，也会影响记忆力。

⑧生理性干扰。一般地说，记忆力的特征随人的年龄变化而不同，老年人记忆力逐渐减退，年龄越大越衰退。故应抓住幼儿、

青少年的黄金时期教育。

⑨职业性干扰。这是一种特殊干扰,会与人的注意力分配有关。如有些科学家智力超常的熟读专业内容,却常常在非专业内容方面发生遗忘,可以经常反复作自我提示。

6. 博览与精读 读书是人类获取知识的一种重要手段。现在社会已进入信息时代。人类知识有75%来自视觉,主要通过阅读获得信息,时代已把培养孩子的阅读能力提到重要地位。九层之台,起于垒工。从人成长的角度上看,青少年时期是打基础的时期,是继承前人知识的重要时期。一位科学家指出:“在科学上,成年人思维的发展,只能达到青年时期打的基础所了解掌握的高度。”《颜氏家训,劝学篇》说:“幼而学者,如日出之光;老而学者如秉烛夜行。”时过然后学,则勤劳难成。误了农时影响一季,误了学时影响一生。及时对孩子加以指导,尤为重要。

读书也是一种艺术,掌握科学的读书方法,可调动自已的观察力、注意力、记忆力、想象力,将感知信息传给大脑,让大脑进行创造性加工,使智力与书本知识结合,升华并产生一种奇妙的综合性效应。目前,有些家长对孩子阅读,放任自流,责之指导无方。今天学习方法已成为一门独立学问,故应当教给孩子以下方法。

(1)循序渐进:家长应依据孩子的年龄和认知特点,有计划地从低幼读物到小学生读物,到初中读物,由浅人深,由易渐难,循序渐进地进行选择。

(2)选精择优:为了使孩子在学习上有所成就,故要有选择地读,要选择适合孩子读的书,有价值的书。否则读之不如不读。古人说:“取法于上,仅得其中,取法呼中,仅得其下。”此可作借鉴。目前图书市场尚难净化,一些色情、武侠、迷信等书刊最好不要给孩子读。如果自已缺乏选书知识,可向老师或有经验的人请教,挑选适合孩子需要的、有价值的好书来读。

(3)博览与专精：历史上有名的学者都有一个博与精知识结构，博是基础，精是治学方向，故要博与精结合。唐代诗人杜甫："读书破万卷，下笔如有神。"科学家祖冲之："专攻数术，搜练古今。"读书"浏览"是重要的，但光浏览不行，那样会成"杂耍"，是不会有成就的，必须在浏览的基础上选择自己所爱的擅长的一门或几门，对准目标专业有所侧重即可。

精者不仅要按顺序，仔细地看清每一个字，每一句话，还应要求对文章的词句、段落进行深入思考。对词语不仅要弄懂它表面意思，还要领会它的表达意义和感情色彩；对句子，不仅要了解它的一般含意，还要弄懂它内部层次和它在全篇中的地位作用；对于全篇，不仅要归纳出它的中心思想，还要明白它的结构特点和思路……

略读，是像雷达扫描捕捉目标一样，对其中有些材料常常略去不看，而专门搜索表达文章的中心思想，把握文章结构。观其大略，把握住要点而已。这两种阅读方式是交叉运用、互为补充的。家长可指导孩子适当应用，可更有效地获取知识。

(4)质疑问难，加深理解：中小学生阅读可从以下几方面入手。一是看文章中有没有不懂的词语。二是看文章中有没有不懂的句子，弦外之音是什么。三是看文章各段落、各部分阐述什么主要意思，理论根据是什么，观点是否正确，材料是否真实等。四是看文章中心思想是什么。五是看文章内容为什么有详有略，为什么采用这样的句式而不用那样的句式等。读书，思考，质疑，释疑，书本从厚到薄，越是懂得透彻，书本就越有薄的感觉。宋朱熹说："读书如凌，未知有疑，其次则渐之有疑，过了这一番后，疑渐渐解，以致融会贯通，都无所疑，方始是学。"

(5)笔记心得：俗语说："好记性，不如烂笔头；眼过千遍，不如手抄一遍。"善读者总是手不离笔，做笔记是读书的重要方法。古人叫做读书要眼到、口到、心到、手到。一笔一画不能看错。心到，一字不能放过，学生读书要细心听讲，悉心领会，温书要多加理解。手到，就是要记笔记，制卡片，查阅工具书。

卡片记资料，查阅很方便。抄写卡片一般可分3种：一种是内容摘要卡，二是书名或论文索引卡。这两种卡均须注明书名及作者、页码、出版社名称或发行年月。三是随感卡，将读书中随时想到的体会、问题抄在卡片上分类存放。

查阅工具书如字典、书目、索引、手册等。首先，要熟悉并掌握工具书的各种查法，如部首检字法，拼音检字法，四角号码检字法……其次，要学会带着问题准确地选择工具书，走向成才之路的中学生，家长一定要培养他做读书笔记，制作卡片，使用工具书的良好习惯。

(6)重复学习法：许多书尤其是古典，内容丰富，意义深奥，不是一遍就能理解的，经重复学习才能理解。古人说，“故书不厌百回读，熟读深思已自知”，“熟读唐诗三百首，不会作诗也会吟”，学而时习之，乃是正道。我国著名的科学家茅以升说：“重复，重复，再重复。”中小学生记忆力好，趁年轻时熟读、多背诵一些名篇佳作，终身受用。加强记忆，重复学习，掌握时机。一般来说，最好安排在第一次阅读后，半天，一天，三天，七天，半月后，分次进行。可用尝试回忆方式，检查哪里模糊了，哪些忘记了，然后有选择、有重点地复习，重复多次记忆，犹如滴水穿石，何愁大脑不留下清晰、牢固的痕迹呢。

(7)诵读困难的原因与对策

①情绪交流方面。诵读困难者在社会或家庭环境中缺乏有利于语言发展的刺激，如亲人不经常跟儿童说话，或者只是粗暴的说话，或得不到家长积极的应答，丧失获得言语训练的机会，从而降低学习语言的兴趣。这些都可以导致以后出现诵读困难。

要培养发展孩子的语言能力，需和他建立融洽友好的关系。要选择内容健康，通俗易懂，有趣的书。孩子朗读时，要避免一读到底的方法，可以故意停顿一下，提出一些问题，促使孩子思考、想象，让他参与其中。有人为诱发孩子的兴趣在打开书前，先让其瞧一瞧封面，让他想想书里的内容，然后给他翻看插图，问一问这图表示什么。这些方法可以加深家庭成员间的感情，使孩子思维活跃，锻炼其表达能力。

②文化教育方面。一些儿童从未见过有人阅读。家庭中没有一个可以让他模仿的阅读典范。因此，他全然缺少这方面兴趣。有的是因为习惯于说方言而不愿意用学校里规定的语言。这样的儿童在语言学习的早期就先天"不良"，当然容易产生阅读困难症。有经验者，往往在孩子的幼儿期就坚持为他朗读适量的文学，读书时一要大声读，二要正确而富有情感，三要由孩子复述所读的基本内容。这对提高理解力、记忆力是很有益的。

③轻微的脑功能障碍。这一病症会干扰儿童顺利阅读，但这种因素造成诵读困难只占很少比例。

④遗传因素。有人调查指出，许多诵读困难儿童的同胞兄弟姐妹在阅读方面有类似障碍。这说明遗传因素在起作用，但是通过教育和实践可以弥补其不足。

7. 能言善辩 人与人之间总是要结成一定的社会关系，在人际交往中，总要不断地表达自己的思想感情，如工人做工，农民种田、企业家要管理经营，教师要传授知识，医生要采集病史等都离不开语言表达。故对孩子要重视表达能力的培养。

表达能力分两个方面：一是口头表达能力，二是书面表达能力，这两个方面是紧密联系的。口头表达能力是写作能力的基础，写作能力又是语言口头表达和其他知识相结合的一种综合能力。如何培养孩子的表达能力？笔者认为：

(1)常和孩子谈话聊天:边讲边解,常训练,可提高孩子的口头表达能力。孩子出生不久,哇哇啼哭是最初的语言。那天真的短暂一笑,是最初的表情。随着年龄增长,学说话、劳动、上学读书。身为父母,要鼓励孩子的种种发问,还可利用茶余饭后、周末假日与孩子聊天,或让孩子谈谈自己一天或一周的所见所闻、心得感受,家长适当插话有意引导,使孩子口头表达能力不断提高。

(2)鼓励孩子苦练口才:人的口头表达能力虽有差异,但也不是一生下来就一成不变的。只要刻苦练习,即使是差的孩子也会大有长进,这主要是靠自信、勇气、训练造就的。美国前任总统林肯少年时学演说,他曾对着树、树桩和成行的玉米演说多次,独自练习。如果孩子口才能力差,就该鼓励他练习、练习,再练习。

(3)和学校老师取得联系:作为家长,如果发现孩子的表达能力差,就得经常和任课老师联系,要求老师多提问。课外多开展谈心活动,鼓励孩子勇于参加演讲比赛、座谈会、讨论会、故事会和文艺演出等。总之,要设法为孩子创造更多的口头训练机会。对于写作能力差的孩子,家长要更多地争取语文老师的帮助,请他们指导学生努力掌握词汇和语法修辞,帮助学生提高阅读能力和认识能力,鼓励孩子多写多练,勇于参加作文比赛。

(4)引导孩子多写:书面语言表达和口头语言表达既有联系又有区别。书面方式的表达要求更严密、更周到、更丰富,所以人们常说书面表达能力是阅读能力、掌握词汇能力、语言修辞能力、形象思维能力和逻辑思维能力的综合。培养孩子的书面语言表达能力主要是引导孩子多读多写。

①多读。主要吃透和领会已会的语文课本。同时,要教孩子利用业余时间尽可能地多读一些中外名著,拓宽知识面,扩大自己的词汇量,掌握好语法和修辞,提高思维、想象和创造才能,提高思想认识水平,这是提高书面语言的基础和内在因素。

②多写。除了完成老师规定的作文篇目外，还可要求孩子坚持写日记，替父母代笔给亲朋写信，引导孩子为班集体出黑板报、墙报、采写通讯报道，待其写作水平明显提高后，可鼓励他们参加作文竞赛，向报刊、杂志投稿。一见成效，要及时表扬。

家长自身写作能力好者，要尽可能地为孩子文章提出修改意见，并巧妙地加以引导。

(5)为孩子提供练习表达机会：语言是交际工具，是疏通人际关系的纽带。不论是口头语言还是书面语言都是对现实生活的反映，都是在工作、学习与生活中有感而发的。语言离不开生活，离不开社会。因此，培养和训练孩子的表达能力，必须使他们投身到丰富多彩的社会生活中去，提高语言表达能力。如让孩子接待亲朋、看文艺演出、郊游、参观等，陶冶孩子的性格，培养孩子的观察能力和思维能力。结束后，要求他们写篇文章，可训练孩子的口头和书面表达能力。

8. 训练书写 人们在工作、学习和生活中，经常需要提笔写字，如日记、书信、便条、笔记，青少年及孩子要做功课、答卷、作文等。字写得好，让人看得清楚，赏心悦目，能给人一种美的享受；反之，如果字写的歪歪斜斜、潦草，令人看上去认不得，不舒畅，甚至还会耽误事情。学生更要注意练习写好字。如果一个学生升学考试时答卷上写得潦草糊涂，使阅卷老师看不清，认不得，即使文章内容再好，也许也会名落孙山！因此，对孩子的书写训练必须重视，孩子从小学时就应开始注意培养把字写得正正规规、清清楚楚的良好习惯，这也是人们一生中应具备的文化修养。目前，由于硬笔应用广泛，故提醒家长应注意对孩子的书写训练。现将其基本训练要点略述于后：

(1)正确的握笔姿势：拇指、食指的指肚和中指的内侧面提笔杆并倾斜地靠在虎口内。

(2)正确的写字姿势:身要坐直,腰直肩平,头要端正,两腿自然与肩宽,做到三个一,即眼睛离桌面一尺,笔尖离捏笔的手指一寸,胸部离书桌边缘一横拳。

(3)基本笔画练习:学习写字同其他知识一样,首先要注意基本功练习,眼下有不少孩子由于不懂方法,忽视基本功练习,写字随手乱画,让人无法辨认,长久下去后患无穷。孩子从小就要注意书写训练,硬笔字比毛笔字好学,只要认真易学会。正楷书写要注意点、撇、挑、捺、横、竖等笔画的正确位置与写法,以及易出现的几笔错误即可,详细内容可参阅现代硬笔书写有关资料即知,此不多述。关于毛笔书写古今皆有名帖,孩子们可任选一种练习。

学习的目的是为了应用,故要教育孩子把学会的字立刻运用到作业上、答卷上、书信、笔记等一切日常生活学习、工作中去。学习与应用紧密结合,是最好的学习方法。多学多用,持之以恒,功到自然成。还要强调的是,孩子开始学写字时,以教正楷体字为好。

9. 思维训练　家长都有"望子成龙之心",拼命教孩子识字、计算、背诗,以为孩子掌握知识越多就越聪明,把孩子的头脑塞得满满的,殊不知,这种拔苗助长的做法是不科学的。

心理学家告诉我们:思维是人脑对客观事物的概括,间接的反映。它反映事物的本质和规律。一个人如果没有思维或丧失了思维的话,他必定一事无成。因为感知可获得知识,记忆也仅仅是帮助人储存知识,而用所获得的知识去分析解决问题才是思维的任务。

人的思维发展有一定的规律,孩子不是生下来就有思维的。研究发现,一岁前的孩子感知没有思维,随着语言的发展和动作的增多,一岁后的孩子才开始有最早的简单思维活动。这些孩子的思维只有在直接感知具体事物或行动中思维，语言发展迅速，所以自己能借助于事物的具体形象进行思维。如有些孩子见到穿白大褂的人就害怕，因为他在生病时，医生曾给他打过针……

在成人教育下，7～9岁的孩子，在他经验所及的范围内，能够根据事物内部的共同特点概括事物，发现了高级思维形式——抽象逻辑思维的萌芽，如一个7岁的女孩子说"爸爸骂人不是好孩子，因为老师讲过不骂人的小朋友是个好孩子"。可见孩子的思维发展，是一个由低级到高级，从不完善到完善的复杂过程。

思维是智力的核心部分，每个人都具有思维能力的潜质，只是因为以后所受教育不同，这种潜质发展力大为不同罢了。要使人的智力得到完善发展，从小对孩子进行有意识的思维能力培养和锻炼无疑是非常重要的。应当从以下几个方面着手。

(1)丰富孩子的感性知识，是提高孩子思维能力的前提条件：思维是在感知的基础上产生和发展的。人对客观世界的正确概括，是通过感知获得大量具体生动的材料，经过人的头脑分析、综合、比较、抽象、概括等思维过程来反映事物的本质和内在联系。感性知识越丰富，思维就越深刻，家长应注意丰富其感性知识，以促进其思维能力的提高。因此，应注意将日常生活中发生的事，随时随地告诉他，多带他们去不同的地方玩，多接触外面世界，让孩子运用各种感官感知周围事物，为思维打下良好基础，如指导孩子细心观察植物的形态特征，了解它们发生、发展的过程，借此丰富孩子的感性知识，促进发展。

(2)启发孩子思维：父母应将小儿容易看到、摸到、听到，且易回答的问题和现象，多向幼儿提问。提问时可采用游戏或激将或实践方法，去引导他动脑筋找答案。在小孩求知欲旺盛而受到挫折时，父母应该以温和的态度让孩子想一想，问几个为什么，并加以引导，这样既不伤害孩子的愉快情绪，又不干扰其思路，更能达到促使小儿积极思考的目的。

(3)鼓励小儿独立思考:随着年龄的增长,小儿具有一定的思维能力,这时要让幼儿学会用自己的眼、耳、手去辨别事物,探讨和了解周围事物的因果关系,提高他们的观察和表达能力,促进思维能力发展。同时,应让他们尽兴地玩耍,独立地完成任务,从而促进他们去思考。

(4)加强训练:小儿思维能力的训练,就是要使小儿对事物做出正确分析、综合、判断和推理,它与语言表达能力的强弱密切相关。因为幼儿掌握了语言,可以与大人交流思想,学习各种知识,汲取各种经验,从而使小儿思维发展有了得力的支柱。因此可采用下列方法对小儿进行思维训练。

①用猜谜语的方式锻炼孩子思维。由于谜语一般是用比喻、拟人等手法,以诗歌的形式,集中描绘某种事物的特征。有谜可猜,又能满足孩子的好奇心。在猜谜过程中,孩子必须动脑筋思考,大脑要进行一系列的分析、判断、联想和综合,才能猜出谜底。故是锻炼孩子思维的好方式。家长可利用茶余饭后时间让孩子猜谜语。

②采用讲故事的方法训练孩子思维。家长给孩子讲故事,要先告诉孩子故事题目,叫他认真地听,听完后,可提问孩子,如对故事的题目有什么想法;故事中有哪些主要情节,为什么等。如孩子答不完整,还可以提示、启发,使之正确回答。这样可使孩子大脑的想象、回忆、判断能力得到训练。亦可提其他问题,但家长要注意引导并观察,所提问题应符合孩子的年龄特点,难易适当,同时要注意给孩子考虑时间,不能急于正确答复,更不要骂孩子笨,或立即告诉答案。此外,还可用续故事的方法,即故事一次不讲完留下次讲,让他动脑筋思考,下次再讲时要求他回述上次所讲的内容情节。

③在操作活动中发展孩子思维。学龄前儿童正处于直觉行动性思维阶段,逻辑思维能力很低,尚难进行熟练的逻辑推理,只能在活动中摆弄物体,才能很好地进行思维训练,操作可以帮助孩子思考物体之间的关系,促进思维能力发展。特别是逻辑思维能力的发展,如套圈比赛,吃饭时让孩子分发筷子,摆弄易拆装的玩具等。

④开展智力竞赛,训练孩子思维。人的思维具有惰性,即遇事爱按老习惯去办。受其他知识经验的束缚,妨碍人们创造性地解决问题,家长可以用智力竞赛的形式训练孩子思维的灵活性和敏捷性。如让孩子思考:一张正方形的纸有四个角,剪去一角,还有几个角(训练思维灵活性),如计算 5+4=?,要求能迅速回答(训练思维敏捷性)。

10. 学好数学 孩子的聪明,就是能力。这种学习中所表现的能力,通常是指孩子的观察、记忆、思维、想象等活动中的能力如何。其中思维能力又是各种能力的核心。知识在于积累,能力在于培养,任何能力都不是无本之木,无源之水。就数学解题,计算速度的能力考核成绩培养而言,并非一日之功。数学解题能力并不是从孩子入学后才开始的,只不过是有意无意的罢了。孩子从能说话以后,就能回答各种提问,接受系统的各种指令,这就已经开始解题了,入学接受系统的各门知识教育后,便进入了专门的解题、计算等能力培养阶梯。各个学科各自的基础知识就是解答各种学科问题的基础,各学科都有各学科的特殊规律。这些特点和规律便体现了各个学科的解题特点。实践证明,孩子的解题能力发展不是依赖孩子做习题数量多少,而是决定于孩子在进行练习时思维的积极性和紧张度,大多数孩子在解答数学题时,往往以会作为满足,完成为目的,很少考虑如何集中精力思考,更未意识到是培养自己的解题能力,而且还会片面认为数学好学,一听就会。但在解题时经常出现错误，当计算上出现错误时，一般会归罪于粗心。家长也常会提醒孩子细心些，但收效甚微。实际上要从孩子的心理特点出发，研究学习心理特点，引导孩子通过解答适量的题目，把孩子的解题能力、计算速度和准确度培养出来。下面简要谈谈小学数学解题能力培养问题，供家长在教孩子学习时参考。

(1)抓好基础：小学数学中重要的是四则运算和解答应用题的能力。这一能力，在入小学一至二年级时，就已经进入培养阶段，作为孩子的教师——家长，务必弄通教材上的目的和科学性，有意识地加以引导。如20以内的“加减法口诀表”“九九乘法表”“口算技能”，简称为“两表一算”。这些能力如何，直接关系到今后所涉及的其他解题能力，假如一个孩子不能正确的计算出7＋8＝15，那么今后在学习多位数加法时就有难度了。反之，当一个孩子经常在加减乘除法中出错时，我们也要认真地去摸一摸这个孩子的“两表一算”的功底如何。作为一个辅导者，在这个阶段中应该弄懂孩子的数学课本。结合实际，由慢到快，让孩子在理解的基础上记住两表一算，正确记忆背熟，熟练掌握。可从一年级开始，逐步提高到复杂的运算。

(2)重现过渡：当孩子获得了一定数量的基础知识后，教育难度也随之有了一定的提高，如由原来单一的计算加减乘除式题过渡到四则混合运算等，由一步解答应用题过渡到三步解答应用。这个时期是孩子理解能力的起步期，也是孩子思维能力的关键时期。家长应抓住以下两方面引导和培养。一是培养孩子四则运算能力。计算题在理解上往往比应用题简单明了，但容易让孩子感到枯燥无味。这时就要从不同角度训练和培养孩子的计算能力，如计算速度，简便运算灵活性培养，把试题用不同的数学语言表达出来以培养理解能力，改变其中某一步运算符号或运算顺序，成为另外的运算式，并计算出结果，进行对比，以培养孩子对计算题的兴趣。对一些常用或有规律性计算以归纳整理来培养孩子的分析、综合能力等。二是培养孩子解答应用题的能力。如何在简单的一步题，到两三步解答应用题的过渡时期，及时培养孩子的解题能力，可从以下几方面引导训练。

①教孩子扩题、缩题、编题。

②教孩子补充条件或问题。设计缺少部分条件或最后问题的“空白应用题”让孩子进行填补，正确理解和认识每道应用题的结构特点。

③培养孩子读题能力和把应用题中的条件和问题正确画线、用图表示的能力等。

④输送方法，小学数学中的应用题千变万化，再加上各年级数学竞赛的出现，孩子会经常遇到一些难题，不知如何去想，如何去解决，或会了这道题，又不会那道题。这时我们就要根据不同的思考规律，有计划、有针对性地给孩子输送一些分析应用题的方法，现将常见的几种思考方法举例如下：

●代换法，其实质是“为一法”。一般用于给了两个未知数量间的关系，而求这个未知量时，这种方法可用于解决“和倍”、“差倍”问题。

●假设法，这种方法用途较广，许多难题运用假设的方法思考会容易解答。

●逆推法，即反向思考，在计算中常采用相反的运算，也叫做“还原法”。

●找不变量法，如果在题目条件的叙述过程中，能发现其中有不改变大小的数量，这种数量往往对解答题目有着重要的作用。

(3)养成习惯：孩子解题能力的形成和提高，内因是孩子的本身，外因是家长要注意培养好学习习惯的养成。教孩子认真正确地读题，不要一目十行字，要学会一字一句的默读，边读边想边区分，如“增加”、“增加到”、“减少到”……这些常见的数学术语的相同点与不同点。这样才能把应用题中的条件问题，画线画图表方法列出依据。再者，鼓励孩子书写工整，决不潦草，计算仔细准确，再加检验等。这样，孩子在解答一道数学题时，更会精力集中，及时抓住要害，正确解答，反过来又可促进智力的进一步提高，更是对今后进入初高中，学习数理化打下良好的基础。

提高孩子的计算速度，不仅有助于孩子进一步学习科学文化知识，而且有利于发展他们的思维水平。

孩子的计算方法主要有口算、笔算、珠算、电子计算等方式。而不同的计算方式，其计算能力又各有特点。现将目前常用的口算、笔算、珠算三种特点略述于后，便于指导孩子在进行计算时掌握更快、更准。

①口算的心理特点，是进行口算时中间环节的计算要短暂的保留在记忆中，形成瞬时记忆，否则口算是不能进行的，所以短暂的记忆强弱，直接影响到口算能力的发展。一般需要从高位到低位。有时计算出下一位或若干位。这需要复杂的分析、综合、思维活动和高度的注意力与记忆力。

②笔算的每一个结果都得保留在书面上，故不要靠短暂记忆，而是手部肌肉的动作与视觉活动相结合，但有些孩子出现错误的是由于注意力难于分配和肌肉动作不熟练造成的。

③珠算则有具体又抽象的特点。从心理学角度上看，在培养计算心智活动上可起到积极作用。珠算要用口诀，但口诀不用于指导计算，而是用于指导拨珠。口诀中包括计算的数和拨珠的方法。所以说珠算技能的形成是心智技能的统一，也是两种活动的协调。

(4)训练方法:由于计算的重要,所以家长应根据孩子的心理特点,正确引导,科学训练,逐步提高孩子的计算速度和准确度,可采取如下方法进行训练。

①提供计算机会。除了在学校里老师对计算技能进行训练,家长在家里也要充分利用孩子的生活实践,长期坚持训练。如早上起床在孩子穿衣服时,可有意识让孩子数数纽扣,或者看看掉了没有。让孩子认识钟表,计算上学要走多少时间。星期天带孩子买东西,可让他自己买,自己算账。平时家里油、盐、火柴等零碎东西,也可有意叫孩子去买,这样不仅能提高孩子的计算机会,而且也可以培养孩子的会计能力和计划用钱的好品格。

②展现思维过程。在计算准确的基础上提高速度,准中求快。家长在检查孩子数学作业时,不能只看计算结果,对计算过程也要仔细检查,这样可发现问题。要善于引导孩子找错、认错,通过找错、认错、辨错来启发孩子的思维。

③指导孩子速算方法。速算方法很多,可按小学数学课本里介绍的一些基本简单的速算方法指导孩子。除此以外,还可以补充指导一些常见的特殊速算方法。

④参与孩子的计算活动。家长与孩子一起进行计算,既可把大人的计算品质传给孩子,激发兴趣,又可以从中发现掌握孩子的计算情况,以便指导促进计算速度的提高。这类方法很多,可灵活应用,如与孩子做智力游戏,用扑克牌 1～9 的九张牌,问孩子哪两张牌数字相加等于 10、9、8……待加法拼数熟练后,就可做减法拼数游戏,以培养加减计算能力。培养孩子计算速度非一日之功,应和学校老师一同长期坚持正确引导,科学训练方能奏效。

关于电子计算机的算法目前小学未普及,故这里暂不论述。

11. 沉着应试 考试中怯场、昏场,使一些孩子频生苦恼。显然各种各样的紧张、担忧思想,会妨碍正常记忆与思维,这叫"测验焦虑”。如何在考试中急中生智,发挥正常排除怯场呢?

(1)首先要认真复习准备,虽然每人学习基础不一,但需要在平时和临考前抓紧复习,使大脑皮质储存信息的“印记”更深,这是一个重要基础,可以想象,如果是一个胸无点墨的智力低下者,无论怎样急,也不会生出智来。

(2)在考前注意温课与休息、体育活动的调节,使大脑保持清醒状态。

(3)考试时先要逐字逐句理解考题的要求,做题宜先易后难。

(4)抓紧时间聚精会神地做题,根据自己的判断、分析,毫不迟疑地写下答案。

(5)学会一些有效控制考试中出现的紧张心理的方法,如用调训大脑的“鼻循环”控制紧张心理,在考试前或考试中,如果一时出现紧张可用棉花小球塞住右鼻孔,数分钟后将棉球放开,如此反复多次,让左鼻通畅,这样能够较好的调节情绪和思维,促进精神处于清醒状态。

(6)当开始“怯场”时,可尽力转移注意力,暂停回忆,过几分钟等抑制解除后再回忆,这样也易收效;也可默默地唱几句歌,稍休息片刻,以缓解发火、烦躁等紧张情绪。或平时被证明有效的方法,到考试时应用,也可速获良效。

12. 开拓创新 从原始社会到今天,历史在一刻不停地前进着。人类事业要发展,就要有创新。科学技术是人类的第一生产力,有创新才有发展,没有创新就没有发展,尤其是今天的人类事业更是一日千里,日新月异。

目前,有人会说,看今天比过去,应是知足常乐。我说不然,应是“不知足者才常乐”。不能坐井观天,应该从工作中,学习上不知足,现代化建设的洪流滚滚向前,人们如果没有奋发向上的精神,仅满足现状,就会丧失革命干劲,裹足不前。一个满足于现状，没有开拓创新精神的人是十分可悲的，失掉目标的人就会变得渺小、庸俗。

一个人要想在事业上取得一些成绩，也要有不知足的精神去开拓进取。马克思就是一个不知满足的人，在他成为世界无产阶级革命导师，以致在许多方面取得成就以后，仍坚持学习，五十多岁了，还坚持学俄文。就是在他逝世之前，也仍然在读书学习。正因如此，他才会博闻强记，才能写出《资本论》这样的巨著。大发明家爱迪生也是一个不知足的人，他的发明有两千多件，实验做了不知有多少次，试想，他有了几十项、几百项发明时，为什么仍未停步，他为什么没有满足呢？就是因为他有不知足的精神。

开拓进取，广闻博录，贮备知识是人们发明创造的前提。创新能力，是在观察记忆、思维想象等能力的基础上形成的最高才能，才是人才具有的本质特征。青少年的正确思想不应被束缚，应让他们敢于想象，敢于实践。

(1)专家们认为，要提高自己的创新能力，需要从以下几个方面着手。

①对新颖、反常的现象有强烈的好奇心和探索精神，求知欲强，兴趣广泛。

②不满足于现状，不迷信权威，不受环境习惯束缚，有独特的个性。

③敢于承担风险，失败后不气馁，相信能胜利。

④态度直率，勇于认错，并向经验学习。

⑤愿听取他人意见，但由自己作出判断。有问题不推卸责任，不抱怨他人。

⑥善于直觉，对事物有敏锐的感受力，可以觉察到别人未注意的情况细节。

⑦能深思熟虑，执著专一，力求事物内部奥秘。

⑧具有幽默感或乐观意识，处事沉着、坚定，不会因别人讥讽和轻视在情绪上受影响。

⑨目的性强，对未来持有较高的抱负，时刻准备去解决各种问题和完成各种任务。

⑩具有丰富的想象力，不因循守旧，善于举一反三，提出新见解。

(2)在平时应当积极鼓励自己的孩子参加丰富多彩的课外活动和社会实践，培养兴趣，增长才干，提高他们的创造能力。如何发挥孩子的创造力，父母还需注意以下几点。

①抓好基础教育。基础知识是前人直接经验的总结。如果掌握不好基础知识，就谈不上创新，所以教育子女要从小抓起，学好基础知识，掌握更多本领，为将来做准备。

②锻炼敏捷的思路。一个人具有敏捷的思路，头脑才会开阔，创新能力才强。锻炼小孩的敏捷思路，父母应注意克服“因循守旧”，习惯走别人老路的思想，鼓励小儿多思考问题并想出解决的办法，这样就锻炼了思维，增长了才智。

③排除一切干扰因素。培养小儿的创新力，有时会遇到一些干扰因素。例如，由于家长制约的影响，父母有言必听，使孩子办事、想问题不敢越雷池一步，失去独立思考问题的能力。因而遇事过分谨慎、胆小，盲目服从，墨守成规，这样的孩子很难具有创造能力。另外，小孩子生来就爱提问，这是孩子肯动脑筋，积极思考，勇于求知的好品德。可是一些父母认为是多嘴多舌，讨人嫌，殊不知孩子寻根求源探究问题正是创新的基础。还有，孩子的纯真幻想有时被压制，大胆提出看法有时受到讥笑，持有异议的见解有时不敢提出。这些因素都会阻碍孩子创新力的发展，父母应帮助孩子克服。

④讲一些科学的创新故事。人们掌握科学的创新方法，就会

按着客观规律去思考问题，提高创新能力。一些科学的创新方法适用于较大的孩子，对年龄小的孩子可以讲一些有智慧的故事和科学家传记，从中启迪孩子的创新思维。同时，还要给孩子讲解一些自然辩证法的简单常识，使他们认识到宇宙是无限的，人类对真理的认识是无穷无尽的，创新的天地也是广阔无限的。

13. 勤劳俭朴 艰苦奋斗，勤劳俭朴，是中华民族兴旺发达的基础。从古到今，一切经济文化成果都同艰苦奋斗、勤俭创业的精神结下了不解之缘。中国是个地大物博、人口众多的国家，与发达国家相比，经济等诸多方面尚有差距。目前还须从国家、集体、个人的利益出发，教育孩子养成艰苦奋斗，勤俭节约，珍惜劳动成果的习惯，形成良好的家风。

要教育孩子珍惜劳动成果，使之懂得劳动成果来之不易，养成爱惜劳动成果的优良品德。俗语说："惜衣有衣穿，惜饭有饭吃。"不论是体力，还是脑力劳动者，应努力，要有顽强精神。孩子通过劳动实践，理解价值，就会勤俭双丰收。可利用节假日及闲暇之时，适当安排一些家务、农活等，让孩子直接参加劳动，才能体会到劳动者的价值与意义。只有汗滴禾下土，才能懂得粒粒皆辛苦。父母应言传身教。

综上所述，概而言之有五语：读书者不贱，勤劳者致富，积德者不倾，择友者不败，俭朴者长久。古今大多此意，可留与子孙作铭鉴耳。

三、体智残疾儿童的家庭教育方法

身体残疾儿童主要包括视、听、语言和肢体等残疾。智力残疾儿童是指智力发育低于一般人的水平，并在适应行为方面出现障碍者，也称“智力落后”“智力低下”“弱智儿”。导致听力、视力等残疾原因，可分为先天性和后天性两个方面。前者如胚胎发育不全，母亲在妊娠期患风疹或其他疾病，以及某些遗传因素等。后者多为外伤或某些疾病造成不同程度的听力、视力、语言中枢及肢体等残疾，如患过流感、脑炎、麻疹及药物中毒等。

智力残疾原因也不外先天性和后天两个方面造成，先天性智残，原因在前面优生章节已述，这里不再重复。后天智残多由某些严重的疾病造成，如乙型脑炎、脑外伤等。

(一)视力残疾儿童的家庭教育

视力残疾指目盲和低视力。由各种原因导致双目视力障碍和视野缩小，而难以像一般人那样工作学习或从事其他活动。按照视力损伤程度和视野大小，可把视力残疾划分为不同等级。1987 年我国参照国际标准基础，制订了我国视力残疾标准。即：最佳矫正视力，无光感，小于 0.02 或光感；或视野半径小于 5 度为一级盲人。视野半径小于 0.1 度，视力小于 0.05～0.02 为二级盲人。视力小于 0.1～0.05 为低视力一级，视力小于 0.3～0.1 为低视力二级。以上盲人的标准指双眼而言，如果双眼视力不同，最好以一只眼为准。如果一只眼属于盲或低视力，另一只眼的视力为 0.3 就不算视残疾了。视残疾儿童在某些方面表现出明显的优势，具有自身的许多特点，如听觉的依赖性增大，触觉灵敏等。根据优势特点和残疾障碍程度，家长可根据孩子剩余条件设计器材，帮助他们进行学习。这些材料主要是利用剩余视觉、听觉、触觉等设计的，如可调节桌面高度、斜度；可调节照明强弱的台灯，可反射更多光线的绿色黑板、盲文打字机、收音机、放大镜、大字体课本、盲人算盘和会说话的计算机等。根据子女残疾情况和家庭经济条件适当配制，以便帮助和指导学习。

指导视力残疾儿童进行学习，应遵循这样的一些原则：①具体化。由于盲童主要依靠行能来获得知识，所以应更多地为他提供便于听和触摸的具体物品，使盲童更好地感知其声音、形状、大小、轻重、质量、温度等特性。②整体化。因盲童不像正常儿童那样能对事物一览无余，获得完整概念，所以家长一方面要鼓励他们综合运用各种感觉途径，以感知某一事物的各种特性；另一方面还要重视语言指导和讲解，以帮助他们有条理地组织和整理各种支离破碎的经验。③要达到做中学。因盲童缺乏视觉，所以对许多有意义的事物并不能表达兴趣。所以，家长要善于创造机会和环境，以吸引他们的兴趣，主动地参加各种活动，在实际操作中获得各种经验。

(二)听力残疾儿童的家庭教育

由于先天和后天等因素导致双耳听力丧失或听觉障碍，听不到或听不清周围环境声音。根据听力残疾的不同程度，我国制订了如下听力标准：听力损失程度(db 听力级)，大于 110db 为一级聋，大于 71～90db 为二级聋。大于 11～70db 为一级重听，41～55db 为二级重听，大于 0～25 为正常。以上标准的聋和重听是指双耳而言，若双耳听力损失程度不同，以损失一耳轻的为标准，如果一耳是聋和重听，另一耳听力损失平均值等于或小于 40db，在我国则不属于听力残疾。

听力残疾儿童心理发展特点：①对视能觉依赖性加大。通过视觉可获得关于外界事物的各种真实形象。借助于视觉、运动觉、皮肤等可以学习和说话，俗语说："十聋九哑"，这说明了聋常是引起哑的重要因素，当然引起哑的原因还有许多，如重度智力落后、脑外伤、大脑发育不全等，所以聋童不能像健全儿童那样，通过听觉途经感受语言和模仿说话，由此而造成他们语言形成和发展的困难且缓慢。当然通过经常训练，聋童似会说话。②耳聋儿童以直观形象记忆为主，对直观形象的东西记得很快，保持也很好，如对汉字的记忆，常常只对偏旁的大概情况和位置记忆，而不是对语音和字的记忆，词语的记忆也会增加。③聋童思维长期停留在直观形象阶段，抽象思维发展缓慢，只有通过有效的教育来发展聋童的书面语言和口头语言，才能使其思维达到正常人水平。

根据听力残疾儿童心理发展特点，而决定他们的学习方法和特殊性，简而言之有如下几种：

1. 手势语法　是听力残疾人利用面部表情、体态姿势，特别是利用手的动作，进行交流的一种特殊语言。手势语一般由三部分组成，即手的形态、位置和运动。其表达方式为：①指点式。即对所表达的事物指点一下，如想吃饭即用手指点一下饭碗和筷子。②比划法。即对动作进行模仿，物体形状做简单描绘，如用手食、中指置于两眼的泪角处，反复向下划两三次，表示流泪的样子，同时脸向上表现出悲伤的样子，表示哭。③缀合法。即将几个手势合在一起表示一个概念，如触电这是个概念，即用接触和电两个手势缀合而成，手势语形象生动，便于理解。

2. 手指语法　是用手指做出各种指式来代表汉语拼音用字。我国于1963年已制定了一套《汉语手指字母方案》。可按照有关内容进行训练。

3. 口语法　是聋童通过看口型和将声音放大来接受信息，并通过语言来表达自己的想法。此法是聋童学习的主要途径，要训练聋童的正确“看话”，应注意口型动作的正确性，快慢得当。

上述几种方法各有利弊，当以综合应用为好。在目前聋童学前教育还不发达的情况下，聋童入学前的语言发展主要还依靠家长教育，入学后，家长应与学校密切配合，才能收到良好的效果。

(三)肢体残疾儿童的家庭教育

本节所论指因肢体残疾或神经系统残疾而使运动系统出现不同程度的功能丧失或障碍的儿童。主要有：①上肢或下肢因先天或后天外伤病变程度而截除。②上肢或下肢因外伤病变或发育异常而致畸或功能障碍。③脊椎因外伤、病变、发育异常，而致畸及功能障碍。④中枢神经、周围神经因外伤病变或发育异常所造成的躯干或四肢功能障碍。⑤脑性瘫痪，脊柱裂，肌肉萎缩和脊柱损伤所造成的运动障碍。

肢体残疾对儿童生活和学习带来许多不利，也使他们的教育有许多特点。除部分大脑瘫痪的儿童外，大部分残疾儿童的智力发展是正常的，他们完全能去学习，培养某种技能。残不等于废，古今中外，身残志不残，成就大业者大有人在。所以，家长要教育和鼓励他们鼓起勇气去学习和工作。家长应根据儿童身体残疾部位及程度不同的特点，设计各种器材，帮助他们学习，耐心指导，注意技巧，提高他们的学习效果。

对身体残疾孩子的教育，还应注意如下几个方面：①对身体残疾儿童，要注意关心，帮助与同情。通过适当的爱，可使孩子获得战胜困难、取得成功的勇气和决心。父母的冷落，哭丧脸或叹气都会沉重打击孩子的自信心。②要注意培养孩子的优良品质，体残儿童性格常会出现一定的局限性，易趋向两个极端，即高度自尊、高傲与高度自卑、自弃，这两个方面都会影响孩子良好品质的形成。家长要注意帮助孩子克服这些不好的性格，树立正确的观点与自强不息的意志。③要避免对孩子过分溺爱，更不要纵容，因这种做法会使孩子变得专横、冷酷，所以家长在爱孩子的同时，要注意对孩子提出明确的要求，使他们良性发展。

(四)智力残疾儿童的家庭教育

人与人之间不仅存在着相貌、体质、品质方面的差异,而智力差异也是人的心理差异的一个重要方面。认为它是人的各种不同的能力,如观察、记忆、思维、想象等能力和实践活动的综合。

所谓智力残疾,就是智力落后,也称弱智,我国把智力残疾分为 4 个等级,现简录于下:

一级智力残疾(极重度):适应行为极差,面容明显呆滞,终身生活全部由他人照看,语言能力和运动感觉功能极差,通过训练,只在下肢、手及颌这些方面有反应。

二级智力残疾(重度):适应行为差,生活能力即使通过训练也很难自理,仍需要他人照料;运动、语言、能力、与他人交往能力也很差。经过长期反复的特殊教育和训练,他们可以形成某些非常简单的生活自理能力。

三级智力残疾(中度):适应行为不完全,只能部分自理生活,做些简单家务事,具有初步的卫生安全知识,但阅读、计算、对周围环境的辨别能力都很差,只能以简单的方式与人交往。

四级智力残疾(轻度):适应行为低于一般人水平,具有相当的实用技能,如能自理生活,承担一般家务劳动或工作。但缺乏技巧和创造性。通过指导一般能适应社会生活,经过特殊教育,可以获得一定阅读和计算能力。对周围环境有较好的辨别能力,能比较恰当地与人交往。

每位家长都希望自己的子女聪明敏捷,但在现实生活中有些家长所接受的却是愚笨迟钝的孩子。在当今世界,智力残疾已成为一个极其严重的医学问题、社会问题和教育问题,要解决智残问题;一要做好医学防治,二要做好教育上的补救。

如何抓好对智残儿童的教育,首先还需要了解智残儿的心理特征，抓住这一特征，教育也就容易得多。

1. 智残儿心理特征

(1)感觉方面：轻度弱智儿区分物体形态大小、颜色等细小差别能力较小，而严重弱智儿不能辨别各种颜色和几何图形。皮肤感觉更差。严重的甚至对暴晒、冰冻或严重伤害都无所感觉。语言区分能力也差。自体感觉能力差，如难以鉴别不同重量，味觉、嗅觉迟钝，重则不分香臭，食而不知其味。

(2)知觉方面：多表现为知觉速度缓慢，范围狭窄，分化程度及对事物的主动性、积极性均差。

(3)记忆力方面：多表现为记忆速度缓慢，保持困难，再认和回忆准确性差。记忆方法呆板。记忆水平低，多停留在形象记忆上。

(4)思维方面：多表现为思维水平低，呆板，灵活性差，依赖性强，缺少独立性和批判性，不敢坚持自己观点，常常是人云亦云。如你教他 3+4=7，但你再问他 4+3=?，许多弱智儿童就答不出来。

(5)语言发展方面：较正常儿童速度缓慢，词汇量小，语法不规范，发音不准，吐字不清，语言不流畅、不完整。

(6)注意力与个性方面：注意力发展水平低，长期停留在无意识水平上和对具体直观材料的注意，注意力短暂，易分心，很难把精力长时间固定于同一对象，有些儿童还出现不安、多动等，个性上多表现为主动性差，情感体验不深，长期停留在低级水平。心理承受能力也较差，对失败打击反应敏感，意志不坚强。

2. 智力残疾儿童家庭教育 针对智力残疾儿童的等级不同与心理特征，家庭教育应注意如下几方面问题。

(1)抓住一个“早”字：前面已经说过，家长是孩子的第一位老师，家庭是孩子的第一所学校，对弱智儿童来说也是如此，良好的家庭教育非常重要，据研究证明，造成弱智原因有很大一部分起自早期环境文化刺激的缺乏。发现“狼孩”是很典型的例子。故应极早为孩子提供文化教育机会(特别是 3 岁以前),这样可使他们的智力有所提高,并能获得一定的生活能力与技能,而且也可预防智力残疾发生。国外有项试验,以一个半月大的婴儿为对象,向他们提供知觉、智能、语言与社会发展刺激经验,发现对这些孩子智力缺陷的预防极有帮助。

(2)因材施教:由于智力残疾有不同程度的等级差别,身心特征和接受能力不同,所以家长应根据自己孩子的实际,制定出切实的培养目标与计划,使他们在自身的基础上得到充分发展,切忌盲目搬用别人的做法。为此,家长应带孩子到医院及有关部门进行全面检查,作出正确判断。在这些基础上制定出适合自己孩子的教育计划。

(3)宽严并济:对智残儿的热爱与严格要求相结合。由于他们身心发展上有些缺陷,所以更需要家长的爱护与帮助。不能因为意想不到的麻烦,而对孩子产生厌恶或嫌弃。一方面要热情对待,耐心细致地启发诱导。另一方面也不要因为他们智残,而不去严格要求,过分溺爱、放纵。对他们的缺点、错误要明确指出,并提出具体改正意见。

(4)强调反复记忆:因智力残疾儿童存在着识记慢、易遗忘的特点,所以要注意指导孩子在理解基础上反复练习记忆,还要灵活多样,时间相隔适当。

(5)力求形象生动:因弱智儿对抽象事物的感知和思维困难,所以家长应采用较多的形象化教学方法,以激发孩子的兴趣,加深理解与记忆,尤其对低幼弱智儿更应如此。家长语言要生动、形象、有趣,同时可以伴有手势和形体动作示范,充分利用图片、电视等视听材料来帮助他们学习。

(6)要使弱智儿童体验到成功之喜:弱智儿心理承受能力和意志力差,难以承受失败打击,也难以持之以恒,故家长对孩子教育时应想办法为他们获得正确答案。当孩子经过一段时间努力仍达不到要求时，要予以提示，或将问题简化，促使他们走向成功之路。

教子之难，知难而不难，“三字经”云“养不教，父之过”，即父母之过错也。概而言之：

舟行有向不随波，断杼教儿传世歌。
丽水良金皆待治，昆山美玉总须磨。
贤人视履成规范，大匠挥斤校准科。
后裔要昌当早诲，即时训导莫蹉跎。

第二章 人体养护

一、中医养生学概述

健康是人生最大的幸福,也是人生最宝贵的财富,而延年是关键,是事业成功之本。

人生衰老究其原因,可分两大类:一是由遗传因素决定;二是机体损伤的结果。人之寿命与生物、心理、社会、地理环境、营养等因素有关。

人之未老先衰原因甚多,概而言之有六:一为遗传因素,二为环境影响,三为精神因素,四为缺少自我保健知识(包括运动、劳动节奏),五为饮食搭配不科学,过于追求高脂、精面、精米等膳食,六为不良嗜好等。由于多种原因所致,而错综复杂,互相影响。众所周知,许多老年病始于中青年,一经发现已患病少至8~10年,甚则更长,往往根深蒂固,难以逆转。由于病理因素损害,导致伴随终生。如冠心病的脑功能衰退等。严格来说,一切难以治愈的慢性病都可以摧残机体而导致先衰,如把抗衰老重点向前移20~40年,早在优生优育开始,中在青壮年开始,无疑比较现实和主动。

在中医养生理论中,"天人相应"、"形神合一"的整体观是其立论基石。它把人体看成是一个以脏腑为核心,以经络相联系的有机整体,把人与自然界的一切事物都看成是阴阳对立统一运动着的整体，尤其是强调人与自然环境的协调，以及人体内气化升降、心理和生理的一致。整体观念是中医养生学最根本的宇宙观和最基本的思想体系。天地一体，早在《黄帝内经·素问》就指出："天地者，万物之上下也。"古人认为，天地万物不是孤立存在的，它们之间都相互影响、相互作用、相互关联、相互依存着。天地之间有四时五行的变化，产生风、寒、暑、湿、燥、火等不同的气候，在各种不同气候的影响下，一切生物才有生长、发展、消亡的过程。人体五脏也因此而出现不同的变化，产生喜、怒、悲、忧、恐等情志活动。正因为有寒热温凉、生长收藏的进退变化，也就有了生命的正常发育和生长。自然界的不同气候互相调节，促进万物的生长发育，从而使整个自然界形成一个有机的整体。所以，中医学又根据阴阳五行的属性同周围事物进行归类，把人体的心、肝、肺、脾、肾五脏与小肠、胆、大肠、胃、膀胱和五体、九窍、五液等连属起来，形成人体不可分割的五大脏腑系统。在生理功能上，虽各有其独特作用，但它们又是密切相关，配合一体的。《黄帝内经》说："饮入于胃，游溢精气，上输于脾，脾气散精，上归于肺，通调水道，下输膀胱，水津四布，五经并行。"这说明了人体摄入饮食之后，脏腑功能配合精微输布的概要过程。中医学正是在人体是一个有机整体的观念指导下，认识人体统一，而发生全身的生理过程和病理反应。

养生学说是在"人与天地相应"的整体观念指导下产生的，认为物质世界的整体性表现在自然界的一切事物都是阴阳对立的统一，人体不但要保持体内阴阳的平衡，而且要保持与整个自然界的动态平衡。《黄帝内经》说："人与天地相参也，与日月相应也。"这是中医学的"天人一体"、"人与天地相应"的自然观。

同时，人与自然的关系还表现在地域上。我国土地辽阔，自然环境悬殊，生活习性迥异，而且人体的体质和患病后的病理变化也不尽一致。《素问·异法方宜论》说:“东方之域……鱼盐之地……其民皆黑色疏理,其病皆为痈疡,其治宜砭石……西方者……砂石之处……其民华食而脂肥……其病生于内,其治宜药。”这些论述是古代劳动人民和医者的经验总结,也反映了我国养生防病的民族地域特点。

中医学还认识到自然界是物质的,而且是在不断运动变化着的,只有运动才发生变化,只有变化才能产生万物和生命。根据阴阳学说的理论,生命是天地阴阳对立统一运动的结果。生命产生之后,在丰富多彩的大千世界里开始各自的生命活动,而从发生、发展直至消亡的全部过程,又始终贯穿着一系列的内部矛盾运动。“升降出入”是这一内部矛盾的主要运动形式和生命存在的先决条件。“出入废则神机化灭,升降息则气立孤危”(《素问·六微旨大论》),也就是说,一旦生物与周围环境的对立统一的运动停止,生命也就停止了,正所谓“非出入,则无以生长壮老已;非升降,则无以生长化收藏”。

现代医学也证实,人从出生那天起,自主神经系统就一直指挥着心血管系统、呼吸系统、消化系统功能运动不止;而人体中的心脏自主节律的跳动,肺的自主呼吸,胃肠的蠕动消化等“动”的功能不以人的意志为转移,这种规律就像“地动不止”那样,是不可改变的正常规律。

人体的生长、发育、壮大、衰老、死亡,进行新老交替的动态过程,是人与自然界的一个组成部分,并与自然界有密切的关系。人体是一个不断运动着的有机整体,它的组织器官处于一个统一体中,在生理和病理上都是相互联系、相互影响的,从而确立了养生学中的整体辩证观点。

1. 因时、因地、因人制宜 是指养生保健根据时令、地域及人体的体质、性别、年龄等不同,而制定相应的措施。由于人体的健康，疾病的发生、发展与转归，受多方面因素的影响，因此必须全面考虑，综合分析，才能制定出具体有效的养生保健措施。

2. 辨证施术 养生保健学主张，坚持运动锻炼，是增强体质、匡扶正气、提高抗病能力、预防疾病、促进身体康复的有效措施。但必须根据不同的年龄、体质、季节及所患疾病的性质等情况选择与之相适应的锻炼项目，采取适当的锻炼方法，才能取得较理想的效果，即为“辨证施术”。因为只有锻炼得法，功夫有素，才会提高锻炼效果，有益于健康；如果盲目地剧烈运动，反会给某些疾病的患者带来危害。这体现了养生保健的辨证特点。

3. 保护正气 养生之道，即健康之道、长寿之道。如何才能使人体健康呢？首先，要使人体正气充沛。中医养生学的精神实质，就是在“天人合一”的整体观念指导下，一方面保养正气；另一方面适应大自然的变化；预防邪气侵入，以达到健康长寿的目的，而二者尤以前者为最重要。所谓“正气”乃由先天的精气与后天的水谷精微之气互相结合而成，具有抵御外邪、促进疾病自愈和使身体恢复健康的能力。

中医学认为，疾病的发生和发展是“正气”和“邪气”两个矛盾方面相互作用的结果。《黄帝内经》说：“风雨寒热不得虚，邪不能独伤人。”也就是说，只有在机体“正气”虚亏、卫外不固的情况下，邪气才能乘虚而入，侵犯人体而发病，即所谓“邪之所凑，其气必虚”，如要使机体免于生病，就必须赖以正气充沛，气血旺盛，此时即使有外邪侵犯，正气也能起来御邪，即中医学上常说的“正气存内，邪不可干”。

中医养生学的理论认为，人体疾病的发生和早衰的根本原因就在于机体正气的盛衰，所以所有养生方法的目的都是为了保养和维护正气，增强体质，预防疾病，防止早衰，延年益寿。

当然，中医强调正气在发病中的主导地位，但并不排斥邪气的致病作用。它是致病的重要条件，在一定条件下甚至起主导作用。因此，适时采取某些有效措施，以“避其毒气”，亦为养生防病的重要方面。

4. 养生原则　养生保健学有着丰富的实践基础，其有效的方法甚多，但基本养生原则大体可归纳为以下 3 个方面。

(1)顺应自然：人生在天地之间，处于自然之中，大到宇宙运动、季节更换，小到地理环境、居住条件、昼夜、湿度、温度等变化都对人体产生重要影响。养生学认为，人体的一切生命活动都必须顺应四时阴阳消长、转化的客观规律，否则将可能引起疾病，甚至危及生命。

①顺寒暑阴阳之气。一年四季，寒来暑往，阴阳更迭，春生冬藏。生活在这个大自然中的人也不能不须乎其势，调节阴阳，根据时令变化，养生保健。《黄帝内经》指出：“智者之养生也，必须四时而适寒暑，和喜怒而安居处。”因为春夏方生发，阳气来复；秋冬主收藏，阳气潜归。所以人们在春夏之时，要顺其自然保养阳气，即所谓“养生”、“养长”；秋冬之时，应注意保养阴精，即所谓“养收”、“养藏”，从而要求人们凡精神活动、起居作息、饮食五味都要根据四时变化，进行适当调节，以和阴阳，维持人体健康。

②顺昼夜消长之气。人生活在自然界中，不仅要顺应四时寒暑之气的更替变化，而且在一天 24 小时中，也要顺应气血阴阳的消长变化。早晨天刚亮，阳气上升，温度上升始转温，亮度上升始转明，白天温度越来越高，亮度越来越强，至中午为最盛；从下午开始，阴长阳消，傍晚温度逐渐降低，亮度由明转暗，夜晚温度越来越低，亮度也越来越暗，至子夜为最盛。然后又开始新的周期变化；日复一日，周而复始，而人体的气血盛衰变化也是顺气与时，有着明显的昼夜交替规律。

现代医学研究证实，人体内存在着的体温、血压、脉搏、呼吸、尿量与尿的成分，体内分子水平的激素、酶、各种受体等，都有其内源性生理节律，这个节律特点明显地近似昼夜节律变化。根据这个生理节律，在临床医学中进行择时诊断、择时治疗、择时预防，将有助于提高诊断和治疗水平。人们若能按生理节律有效地安排自己的生活和工作，适时地加以养生和调摄，就能获得出乎意料的保健效果。

③顺地域高下之气。中医学在数千年的医疗实践中逐步认识到，不同的地区有不同的水土、空气和环境，人们长期生活在一定的水土环境中，对生理活动必然会产生一定的影响，因而形成不同的生活习惯和体质。西北地区，地势居高，气候寒冷，空气干燥，人体体质易阳亢，患病多为火燥；东南地区，气候温和，地势居低，雨水较多，空气潮湿，人体体质易呈阳郁，患病易致痰饮湿痹。因此，在不同地区生活的人们，应该根据不同地域的环境特点，采取积极措施，避其弊、取其利，形成切合当地环境条件的生活习性，健全适合各地气候条件的体质。

(2)形神共养：养生学主张不但要"养形"，而且要"养神"。"神形共养"，"形神统一"，方是养生保健的重要原则。

所谓"养形"，主要是指脏腑、气血、肢体、五官、九窍等形体的摄养。形乃神之宅，故只有形体完备，才能有正常精神的产生。

五脏是形体功能活动的中心。所以，形体摄养首先要注意保养脏腑之精气、协调脏腑之功能。其中，心为"五脏六腑之大主，精神之所舍"。因此，调养脏腑又必须以养心为首要任务。《黄帝内经·素问》说："心者，君主之官……凡此十二官司者，不得相失也，故主明则下安。以此养生则寿……主不明，则十二官司危，使道闭塞而不通，形乃大伤，以此养生则殃。"即说明养生必须注意脏腑的完善及功能的协调统一，并指出了心在养形调神中的主导地位。

精气是构成人与形体的基本物质，是生命之本，是精神的物质基础，所以要做到“形与神俱”，还必须注意精气的摄养，以积精养神，正如《不居集血证全书》所说：“精气者，万物之本，全其形则生，养其精则全形，形全则神全而无病。”

养形的具体内容非常广泛，凡调饮食、节劳逸、慎起居、避寒暑等摄生方法，以及体育锻炼、气功等健身运动，大多属于养形的重要内容。

所谓“养神”，主要是安定情志、调摄精神。中医学认为，人的精神、情绪变化是人体生理活动的重要组成部分。在正常情况下，是机体对外界各种刺激因素的“应答性反应”。它不仅体现了生命过程中正常的心理活动，而且可以增强体质，抵抗疾病，益寿延年。但是，如果情志活动过于剧烈或持续过久会导致多种疾病的发生，因此情志、精神活动的异常变化，又是导致疾病的重要因素。所以，中医养生十分重视精神摄养，要求人们在思想上安定清静，心境坦然，不追求名利，不妄发喜怒，不贪欲妄想；不为私念而耗神伤正，尽量减少不良的精神刺激和过度的情绪波动，以保持心情舒畅，精神愉快。这样则人体的气机调和，血脉流畅，正气充沛，形体康健，抗病能力增强，也就可以减少疾病的发生。

总之，形乃神之宅，神乃形之用。故养神即可以保形，保形亦可以摄神，二者相互支持，密不可分。因此，养生防病必须形神共养，以维持形与神的统一。

(3)动静结合：中医养生学认为“气血极欲动，精神极欲静”，即倡导“养生莫善于动”，又认为“养神为摄生之首务”。因此，只有动静结合，即气血的不断运行与精神的相对宁静，才能达到养生防病的目的。

动，包括劳动和运动两个方面。“动则不衰”是我们中华民族养生健身的传统观点。早在数千年以前，体育运动和适当的劳动，就已经被作为健身防病的重要手段之一而广为运用。《吕氏春秋》中说：“流水不腐，户枢不蠹，动也。形气亦然，形不动则精不流，精不流则气郁。”这里用流水和户枢为例，说明运动的益处。同时，从形、气的关系上，指出了不运动的危害。很显然，这是在阐明一个道理：动则身健，不动则体衰，“一身动则一身强”。古人在长期与疾病斗争的医疗实践中，创造和总结出了一系列行之有效、具有民族特色的健身运动法，诸如“五禽戏”“八段锦”“太极拳”“易筋经”等即为其例。养生学认为，坚持这些健身运动，可以畅气机，通气血，利关节，从而增强机体的抗病能力。现代医学也已充分证明，经常参加体育运动可以促进身体的新陈代谢，使各器官充满活力，从而延缓各器官的衰老过程。

静，又称“清静”，包括精神上的清静和形体活动的相对安静状态，是与“动”相对而言，在养生学上占有重要地位，如《庄子·在有》提出“必静必清、无劳汝形，无摇汝精，乃可以长生”。《内经》认为“清静则肉腠闭拒，虽有大风苛毒，弗之能害”。后世医家也强调“清虚静泰，少私寡欲”，以养静为摄生之首务。再如，气功中的静功，一般没有肢体的运动，特定的呼吸方法及特定的意欲活动，在“静”的状态下进行内部的自我锻炼和调节，从而达到对机体调整、修复的目的。

当然，中医养生学认为，“动”和“静”都要讲究适度，太过和不及都会影响人体的健康，导致疾病的发生。运动量太小则达不到锻炼的目的，起不到健身的作用；太过则超过了机体耐受的限度，反而会使身体因过劳而受损。著名医家孙思邈在《千金要方》中指出：“养性之道，常欲小劳，但莫大疲及强所不能堪耳，久行伤筋。”所以，运动健身强调进行适量的锻炼，要循序渐进，不可太过太猛，急于求成，动而不致大疲，静而不致过逸。

总之，动和静是相反相成的两个方面。要养生防病，益寿延年，就必须心体互用，劳逸结合，动静并施，不可偏废。“能察动静作息之机，自无过与不及之衍”。

中医养生方法甚多，但其遵循的原则在指导思想上要“顺其自然”；在行为目标上要“形与神俱”；在具体措施上要“动静结合”，这些是历代劳动人民防病抗衰、延年益寿的经验总结，许多事实证明，在今天它们仍具有广泛的实践意义。

如何养生达到抗衰延年，是目前卫生科技研究的重要课题，观其古今中外，概括综合可分为3个阶段。第一个阶段为先天期，也称胎儿期；第二个阶段，从新生儿期到青春期；第三个阶段，是青春期到中老年期。第一个阶段为先天期，遗传禀受责之父母。第二个阶段是人出生到青春期，抚养依赖父母（包括指导）。第三个阶段是从青春到老年期，全靠自身摄护。

二、先天遗传责之父母

人生个体在漫长的无数代种族延绵过程中，无非是种族基因遗传中一代载体而已。当卵细胞受精活动的瞬间，一个新的生命即宣告开始，同时也奠定了生物学基础，包括优生与长寿的遗传差异，血型、白细胞抗原型别等就此而定型。新生命一方面继承了父母的各自特性，另一方面又把父母各自拥有的全部特性在受精的同时，即开始了一次微妙的突变，后者是生物进化的重要方式。由于蛋白分子构成的基因极其复杂，出现的突变也是各种各样的。由于某种原因，有各种各样的个体差异，包括很多遗传病（如恶性肿瘤等），出现早衰、短寿等。有人在动物实验中（张香桐对猫胎的大脑观察）看到脑细胞已有脂褐质出现，说明胎儿期的机体已有自由基损伤。这就说明生命一开始就存在老化因子，其他就是遗传疾病。故今人提出优生极为重要，为了保证优生，应做好配偶选择、婚前和孕期检查，可保证子女健康。

多做孕期检查，是为了及早了解胎儿有无畸形和遗传疾病。早发现可早采取补救措施，免除家庭和社会负担。

三、新生儿期到青春期养育依靠父母

新生儿出生后，要早做健康检查，发现隐患要尽早矫治。定期预防接种，注意后天的身心健康非常重要，这个阶段全靠父母养育。

（一）新生儿期养护

养者抚养也，护者护理也。新生儿的着装宜用白色或浅色的棉织品内衣，轻柔不脱色者为佳，要做得宽大舒适，不妨碍四肢活动。尿布需选用松软、易干、耐洗、吸水力强、颜色浅的棉织品制作，如旧布单，旧内衣等，忌用化纤品。并经常洗晒，注意清洁卫生，婴儿不宜戴帽(外出除外)。中医学理论有“头为诸阳之会”之说，不宜过热，以免影响大脑发育。

婴儿居室应保持空气新鲜，日光充足，安静舒适，温度和湿度恒定，一般室内温度21℃～25℃，相对湿度50％～60％为宜。母婴同室最好，便于照料等。新生儿在出生24小时内要采取头低侧卧位，颈下垫小毛巾，并定时改另一卧位，便于将在产道咽进的羊水及黏液流出，防止窒息。要防止新生儿头颅变形。根据季节按时给婴儿洗澡，同时要注意口腔、鼻、眼五官的清洁和保护。另外，还应注意新生儿在1个月内减少同陌生人接触，因体质娇嫩，对多种细菌、病毒缺乏抵抗力,接触者当以健康人为好。还要定期做好预防接种等方面工作,早产儿更须注意。母乳喂养最好,根据国内外大量研究资料表明:人乳是孩子最理想的食物。无论什么动物的奶,对孩子的营养价值都没有人乳高。且哺喂简便,优点甚多。除有特殊情况(如母亲身患心脏病、糖尿病、肝肾疾病等)实在不能用母乳喂养外,其余都应用母乳喂养。

人工喂养应注意如下 3 个方面:①奶瓶、奶头在使用前要煮沸消毒,奶头穿刺孔眼 2~3 个,孔眼要适中,不宜太大或过小,如不适中,婴儿食后会引起呕吐,用奶瓶喂奶时橡皮奶头内一定要先充有奶液,以免吸入空气。②奶粉配制,首先应知道 500 克(1 斤)奶粉可还原 4 000 克(8 斤)牛奶的原则,即一平匙奶粉加四匙水就等于纯牛奶的浓度。冲奶粉时,按比例加热开水至足量,在调配后可不再煮沸。③牛奶调配要 3 份奶加 1 份水。10 天左右可改为 4 份奶加 1 份水,1 个月后可用纯牛奶和适量糖调味即可。

(二)婴儿期养护

1. 婴儿期衣服的选用 满 2 个月以上者,衣服要求以吸水性强,保暖性好,质地柔软的棉织品为宜,同时要宽大、斜领,不用纽扣,用带子,不要束胸。婴儿穿的衣裤宜宽大,柔软。上衣前襟应稍长,能盖过腹部,后幅稍短以免尿湿受凉。7~8 个月以上婴儿,可穿衬衫或背后开襟的上衣,裤子应做背带,鞋宜选择鞋帮稍高、底子宽大、有脚弓(有利于足发育)的软底布鞋。

衣服色彩要鲜艳、明快,最好不选择高级衣料,因合成纤维布料做的衣服不透汗,不暖和,毛织物纤维易刺激皮肤。为增添服装趣味,可在衣服上缀上动物图像,使孩子更加天真活泼,神采奕奕。婴儿衣服要勤洗晒,保持清爽、卫生。

2. 婴儿期口腔护理 6~7 个月婴儿,乳牙开始萌出。此时应注意加强处于乳牙萌出阶段婴儿的护理，特别是口腔护理，其方法略述于下。

(1)保持口腔卫生，可用干净纱布蘸2%硼酸水或苏打水轻轻擦拭牙床。

(2)适当多喂一些温开水，避免食物残渣粘在口腔黏膜上。

(3)保持口腔周围干燥、清洁，经常用柔软毛巾擦干口腔周围的口水。

(4)将干面包、烤馒头切成条或片状给孩子咬嚼，较硬食物摩擦会刺激牙床，促使牙齿尽快萌出。

(5)忌用成人嘴里嚼的食物再给孩子吃，以免好心办坏事。这是个不良的习惯，因成人口腔里可能带有某些细菌，结果把经成人嚼过带有这种病菌的食物给孩子吃，会把病菌传给孩子，引起疾病的发生。

(6)补充易消化和富有蛋白质、钙质的食物，促进孩子身体和牙齿的生长。

(7)防止孩子发生蛀牙，婴儿须适当多吃蔬菜、牛奶等，可以帮助牙齿不蛀。因其能供给牙齿所需的石灰质和磷质；服用鱼肝油或其他富含维生素D的药品也是有价值的，用它们能生成坚实的牙齿。另外，鲜果汁或各种含有足量维生素C的食物，能帮助婴儿牙齿更坚实。

(8)蛀牙与糖联系很明显，婴儿期应少吃。另外，为使牙齿不易受蛀，可用氟素涂在牙上。

3. 其他养护注意事项 在平时其他养护方面还需注意以下几点。

(1)婴儿学坐不宜过早：一般在7个月后为好，因6个月以内的婴儿，脊柱和背部肌肉缺乏支撑能力。如果让孩子强行学坐，易使脊柱发生变形，背部肌肉会变得松弛，日后坐站都无力。

(2)不宜用力摇晃婴儿:当婴儿哭闹时,有不少父母喜欢不停地摇晃,如啼哭不止还会用力摇晃,直至婴儿昏睡。可是殊不知,小儿头大体小,颈部肌肉软弱无力,经不起长时间摇晃的震动。这种震动可使婴儿大脑不断撞击坚硬的颅骨,造成小血管破裂,损害脑组织,轻者智力发育受影响,重者可引起死亡。由摇晃而引起大脑微损伤的婴儿精神萎靡,目光呆滞,虽然头脑无外伤表现,但大脑扫描时可见脑组织损伤。一些医学专家把这种病称为“婴儿摇晃综合征”。它一般都在不知不觉中发生,轻则可在一年内自行康复,重则能不能康复就难以预料。因此为了下一代健康聪明,应当停止过分摇晃婴儿的举动。

(3)尽量不要把婴儿带到人多的公共场所:市场、戏院等地方空气污浊,且有时冷气或暖气过度,会使婴儿感到不适。另外,噪声会使婴儿身体感到疲劳,同时也有可能从成人那里传染上感冒等诸多病毒、细菌,或引起呕吐等。

(4)夏季不宜用电风扇为婴儿吹风:因为婴儿与成人不同,调节功能较差,电风扇的风源集中,风力较大,使部分毛细血管收缩,汗水蒸发较快。而风吹不到部位的毛细血管继续扩张,毛孔仍然敞开向体外排汗散热,会使体温调节中枢及血循环中枢失去平衡,易引起感冒发热,咳嗽等症状。天气炎热,婴儿汗多时,最好用毛巾擦干后,以扇子扇风驱热为好,或用温水洗澡,使皮下血管扩张,帮助孩子驱赶炎热。空调对婴儿亦需慎重使用。

(5)居室要注意清扫:通风透光,夏天室温一般在20℃左右为宜,冬天一般也应保持在20℃左右为理想。另外须注意的是,冬天换尿布、衣服时应能在婴儿近旁放一小火炉,以免着凉。平时要常给婴儿洗澡,注意全身卫生。但要注意以下几个方面:①不要让婴儿在水中跌倒,也不要把婴儿抱得太紧。②把婴儿放进水中时,不必全裸,应用毛巾把身体包着,这样婴儿就不会太凉,也会愉快的洗澡。③水温要比成人用的略低些，38℃～40℃为宜。因小儿皮肤娇嫩。

(6)婴儿胎发还是不剃为好：多数人家在婴儿满月后，就把胎发、眉毛都剃光。认为这样将来婴儿的头发会又黑又密，剃胎发可以刺激头皮，头发长得快……其实这是没有科学道理的。因为婴儿的皮肤娇嫩，很容易损伤，破坏毛发生长，如果清洁工作跟不上，细菌乘虚而入，还会引起化脓性疾病，或其他感染性疾病，若细菌侵入到毛发根部，破坏毛发，头发不仅长不好，反而会造成以后毛发脱落，甚则不长头发，故还是不剃为好，宜在4～10个月以后理发为好。

(7)不满周岁婴儿不能看电视：目前有许多父母喜欢抱婴儿看电视，认为看电视就像给婴儿看图片一样，可起到早期教育作用，提高智力，其实这是一种误解。首先从内容上来说，它不适合早期教育，对婴儿智力开发毫无作用，由于婴儿眼睛的调节功能差，适合成人看电视的距离，不适合婴儿。并且电视机光度变化大，时强时弱，婴儿难于调节适应，加上对电视图像不适应，眼肌容易疲劳，造成近视、远视、斜视等。因此婴儿不宜看电视。若是让其听听音乐，如"小喇叭"等可有丰富幼儿的想象力作用。婴儿在1周岁后适当短时间看看动画片，可以帮助孩子的智力发育。

(8)防意外事故：随着婴儿的月龄增大，应注意防止其他意外事故，如别针、火柴、打火机及带有尖的或棱角的玩具等均须注意摆放。再如要防止水火烫伤等。

(三)幼儿期养护

幼儿期基本与婴儿期相同，只是衣服、鞋袜大小选择上的差异，要随季节温度变化，适时地增减衣服。所需注意事项有如下几个方面。

1. 幼儿不能蒙被睡觉　主要因为孩子睡着后，体内各器官仍在不断的活动。呼吸器官照常进行工作，与睡眠前有所不同，只是工作量减少，需要的氧气少一些，呼出二氧化碳要相应减少，外界的新鲜空气又不容易进入，二氧化碳愈积愈多，时间久了缺氧，致使有的孩子起床后出现胸闷、头痛、眩晕等，或者引起与呼吸系统的疾病。更为严重的是会使脑缺氧而致“蒙被综合征”引起大脑智力障碍，甚则死亡。尤其是刚出生至12个月这个阶段更须注意。

2. 小儿不宜睡沙发或席梦思　因小儿正处在生长发育期，骨质软、脊柱很容易变形。当幼儿睡在沙发上，臀部对松软沙发的压力最大，顺而下陷，使脊柱处于不正常的弯曲状态，胸廓下塌，两肩向前凸现，头部前倾，侧睡时，脊柱向侧弯曲，时间长了，将导致脊柱畸形，这不但影响体形美，而且妨碍内脏器官功能的正常发育。

3. 玩具选择要适宜，便于开发智力　要注意的是：①玩具要常擦洗，不要让孩子把玩具放入口中，以防摄入有害物质或误入食管、气管，特别注意的是不要让孩子把坚硬易碎的玩具含在口中奔跑。②不要买易爆炸的东西给孩子玩或将气球片放在嘴里，以免不注意将碎片坠入气管，造成窒息等意外事故。

4. 要注意安全　1～4周岁小孩特别要防止意外事故发生，不要让孩子单独到水塘、河边、公路上玩耍，诸多方面的安全问题都应格外注意。

5. 注意喂养的质量　幼儿在生长发育迅速阶段营养是不可缺少的，尤其是3岁以内的幼儿，对营养需要在质和量方面比任何时期都高。因此，父母有必要了解幼儿需要的各种营养素（指构成人体各种组织的基本物质）及其生理功能。例如，蛋白质是构成人体细胞的重要物质和参与体内水盐代谢，维持酸碱平衡的重要营养物质；糖是热能的主要来源；各种维生素与人体生命活动有密切关系；无机盐是组成机体和参与体内水盐代谢，维持酸、碱平衡的重要营养物质；水是构成机体和运动所需的营养物质，是组成机体比例最大的成分物质。没有水就无法维持生命活动。

6. 预防保健 应按出生年龄的不同阶段进行预防接种疫苗，但须注意预防接种的禁忌证等。

(四)学龄前期与学龄期养护

1. 龋齿的防护 5～7岁小儿龋齿发病较多，因此要注意保护牙齿。刷牙是减少龋齿发病率，保护牙齿的重要方法。从这个时期开始，就该训练小孩刷牙，培养刷牙的卫生习惯。牙齿是人类健康发育的关键部分，必须经常注意乳牙和恒牙更换时的情况。如发现牙齿异常，应去医院检查，及早矫治。

2. 运动锻炼可增强儿童体质 小儿多进行户外活动有极大的好处：①利用日光、空气等自然条件的刺激，能提高孩子的体温调节功能和对外界的适应能力。②孩子获得充足的氧气和日光照射，可促进维生素D的合成，起到预防佝偻病的作用。③提高关节肌肉的灵活性，增强骨骼、肌肉和心脏功能。④促进血液循环，提高新陈代谢率，加快孩子的生长发育，开阔视野，增长知识，促进智力发展。

运动锻炼的注意事项如下。

(1)循序渐进：运动量要一点一点增加，不要做超出体力负担的动作。

(2)适可而止：运动不要过量，否则容易累伤。因儿童好胜心强，会忘记疲劳，故须注意。

(3)运动要多样化：不要只做一种游戏或锻炼，否则会影响身体的全面发育，造成畸形发生。

(4)经常化:锻炼要形成习惯,否则达不到锻炼的目的。

(5)注意卫生:在饭前或饭后 1 小时不要做剧烈运动(会影响健康),运动结束要做一些放松活动,然后洗手,患病期间应减少运动量。

(6)加强冬季锻炼:既可磨炼意志又可增强体质。不同年龄、不同体质的孩子要进行不同方式和程度的活动,如 3 岁以下的幼儿,每天坚持两小时左右。从早上起床到早饭前,可叫孩子做早操、跑步,3～4 岁每天可跑 100 米,4～5 岁每天可跑 200 米,5～6 岁每天可跑 300 米,7～12 岁每天 可跑 300～400 米。锻炼前要做好准备活动,也可让孩子跳绳、踢球等。上午 10 点左右或午睡后可让孩子到外面晒晒太阳,吸收一些新鲜空气。在天气不太寒冷的情况下,白天应坚持让孩子用冷水洗手洗脸,以增强皮肤对寒冷刺激的适应能力。只要能坚持锻炼,幼儿身体一定会健康。

(7)剧烈运动后不要立即休息:应慢慢活动一段时间,待心跳、呼吸逐渐平稳后,再坐下休息,以免影响健康。

(8)注意预防运动中意外事故发生:随着年龄增长,孩子活动范围越来越大,玩耍和游戏的花样越来越多。由于他们缺乏生活经验,胆大,只想玩得痛快,故有时会发生意外事故,如外伤、溺水、触电等。只要父母小心防护,耐心教育孩子,使他们在活动中既大胆又细心,才能避免事故发生。

3. 培养儿童好的习惯

(1)培养孩子良好的卫生习惯:父母应以身作则,用良好习惯影响小儿,3 岁以后的小孩要逐渐学会自己洗手、洗脸、洗脚。教育孩子不要随地大小便、挖耳、咬指甲等。

(2)注意培养孩子的各种正确姿态:一个体格健美的人必定具有各种正常姿势,儿童是一生中生长发育最明显的时期,各种不正常姿势会造成畸形。因此,姿势正确与否,对机体的正常发育有直接影响。古有坐如钟,站如松,走如风,卧如弓之说,很符合科学道理。

(3)养成良好饮食习惯:幼童的饮食合理安排等基本同于幼儿,但须注意的是不要让孩子养成随便吃零食,暴饮暴食,挑食,偏食,吃饭时看书报,端着饭碗串门等不良习惯。这些不良习惯均不利于健康。

(五)青春期养生指导

这个时期的个体差异较大,有时可相差2～4岁。在此时期最大特点为生殖系统迅速发育,体格生长也随之明显增长,体重、身高增长幅度加快。生殖器官发育趋向成熟,女孩出现月经,男孩有精液排出,第二性征逐渐明显。此时,一方面由于神经内分泌调节不够稳定,常引起心理行为、精神方面不稳定;另一方面社会接触增多,会遇到不少新问题,外界环境起了越来越大的影响。在保健方面,要使体格健壮,就要供给足够的营养以满足生长发育所需。在加强体格锻炼的同时,除注意充分休息以外,尚应根据心理、精神上的特点,加强教育、引导,使之建立正确的世界观,培养优良的道德品质和高尚情操。首当其冲的是,及时进行生理卫生教育,使他们了解身体的变化是正常的生理现象,如在饮食起居、劳逸等方面多加正确指导,会使他们更多更快地了解养生知识,逐渐自立。

[附]人体健康与亚健康的区分与致病因素

1. 健康状态

(1)精力充沛,能从容不迫的担负日常生活和繁忙的工作而不感到过分紧张和疲劳。

(2)处事乐观,乐于承担责任,事无巨细从不挑剔。

(3)能够抵御一般感冒和传染病。

(4)应变能力好,能适应外界各种变化。

(5)体重适当,身体匀称,休息睡眠好。正常人体重(千克)=身高(厘米)-105。女性按上式所得再减2～3千克。

(6)眼睛明亮,听力好,齿洁无龋,无牙龈出血。

(7)皮肤有弹性,肌肉丰满。

(8)无头痛,毛发有光泽。

2. 亚健康状态

(1)总感到自己身体有些不适,如困倦、记忆力下降、头晕头痛、胸闷心悸、失眠盗汗、食欲缺乏、腰膝酸软、性功能下降等。

(2)心理表现为烦躁、恐惧、妒忌、焦虑等。

(3)情感上表现为冷漠、无望、疲惫、早恋。

(4)人生观、价值观上存在着不利于自己和社会发展的偏差,如迷信、信奉邪教等。

(5)行为上表现为失常、无序,有的不是自觉的,对自己的行为表现管理失控、错控等,如行为随便,在大众场合大声喧哗等。

(6)自己虽已有心脑血管系统、呼吸消化系统等疾病,但尚未形成明确的病理改变,经过医生检查没有找到医学上的疾病证据。

(7)某些慢性病、重症经治疗进入恢复期,表现为虚弱不适。

(8)人体生命周期中衰老引起的组织结构老化和生理功能减弱而出现的症状。

由于人们在年龄、适应能力、免疫力、社会文化层次等方面存在着差异,亚健康过程有着较大的时空跨度。

3. 致病因素

(1)内因:喜、怒、忧、思、悲、恐、惊。

(2)外因:风、寒、暑、湿、燥、热(火)。

(3)内外交错(习称不内不外因):细菌、病毒等有害物质侵入人体,其他如刀、枪、虫、兽、金、石所伤等。由外至内,也可由内转外,形成内外交错。古代医家陈无择在论述病因方面早就提出:“千般趁难,不曰有三,内因,外因,不内不外因是也。”

三、青壮年及老年期养生

(一)道德

古人云:“养生莫如养德,养性莫如养德。”良好的道德修养,首先要有远大的理想、高尚的情操。理想和信念是人生活的目标,生活本身是美好的,而美好的生活靠自己去创造。信心是生活的主宰,常言道:有志者事竟成。任何事情成功与否,信心是前提。就人的生命科学而论,按生理学计算人的正常寿命应该是120~150岁。因此,在思想上克服未老先衰的心理状态。把今天的生活,当作明天或今后的开端,树立起长寿观念,并辅助于具体的保健方法,老当益壮,迸发生命的火花。

道德修养,历代医家和养生学家都非常重视并将其作为养生的重要内容。《中庸》认为“大德必得其寿”,即有高尚品德修养的人可以获得高寿。明龚庭贤在《寿世保元》中说:“积善有功,常有阴德,可以延年。”古人认为养生与养德是分不开的。历史上许多著名医家,如孙思邈、叶天士等,一生修身洁行,医德高尚,为人民疗疾,救困扶贫,常获菩萨、救星等美誉。这也是他们获得长寿的重要原因之一。在我国的长寿人口调查中发现,长寿者都有一颗慈善心,一生爱做好事,助人为乐,道德高尚。

为什么注意道德修养,能使人健康长寿呢?早在《黄帝内经·素问》中就记载:“内无思想之患,以恬淡为务,以自得为功,形体不敝,精神不散,亦可以百数。”这就是说,讲道德,重仁义,不谋私利，不患得患失，有利于心志安定，气血调和。这样就能使人体的生理活动按照正常的规律进行，精神饱满，形体健壮，从而“形与神俱”，健康长寿。

现代科学研究认为：人既是一个内有规律的生物体，更是一个有着复杂心理活动的个体。一个人的道德伦理观念，对心理状况必然发生重大影响。道德高尚，对美好生活的向往追求，使其处于奋发向上的精神状态中。对待社会、同志、工作、困难等总要有一个正确的态度。舍己为人，助人为乐，养成健康高尚的生活情趣，塑造美好心灵，是保证身心健康的体现。如果自私邪恶，损人利己，心术不正，欲逃惩罚，惶惶不安终日，心理失去平衡，难免引起身体疾患。

所以，人能品行端正，慈心一物，不为一切害人之事，即一言有损于人者亦不轻发，树得一身正气，胸怀慈善。古有《养生直诀》云：“夫善摄生者，要先除六害……一者薄名利，二者禁声色，三者廉货财，四者捐滋味，五者忌狂妄，六者去妒忌。去此六者则修性之首无不成耳。若六者不除，未见其益。”

（二）精神

喜、怒、忧、思、悲、恐、惊，为人之七情。中医学有喜伤心，怒伤肝，忧伤肺，思伤脾，恐伤肾之说。《养生直诀》亦云：“所以得其真者，当少思、少念、少笑、少喜、少怒、少乐、少愁、少好、少恶、少事、少机。夫多思伤神，多念即心劳，多笑即脏腑上翻，多言即气海虚脱，多喜即膀胱容纳气，多忧即腠理奔浮，多乐即心神邪荡，多怒即发须焦枯，多好即志气倾覆……”故人逢喜事，要喜得适度，遇苦难之事，要宽宏大度，心平气和。情绪对人影响极大，平静乐观，遇事善于建立情绪屏障的人，就能减少精神折磨，使身体长盛不衰。许多人常因不能建立这种修养，在生活实践中被千变万化的矛盾所困扰,使自己的精神情绪陷入不可自拔的被动状态。加上不懂得情绪的自我卫护与调节,使机体长期处于神经无效活动和超负荷运动中,心理内环境与生理内环境平衡失调,从而加速老化和衰退的进程。现代医学认为,这类疾病主要受到丘脑和丘脑下部影响,与自主神经有密切相关,治疗惟有心理调节作为重要措施才有效。这类疾病常见有高血压、心律失常、阵发性心动过速、偏头痛、过敏性鼻炎、月经紊乱、性欲减退等。目前还认为,肿瘤与精神情绪有密切关系。

综上所述,精神养生需注意如下几个方面。

1. 调喜怒 喜有度,怒有节,出入有序,藏露有法。如此不伤脏,不损气,阴阳调,气血平,五脏壮,则有利于健康。

2. 排忧愁 淡泊明志,少烦恼,宽宏大度。

3. 戒惊恐 心底无私天地宽。俗语云:"为人不做亏心事,半夜敲门心不惊。"就是这个道理。

4. 精神乐观,性格开朗 古今资料证明,精神乐观可健康。

5. 节财欲以养其心 一切从实际情况出发,不计较钱财得失,清心寡欲,有利于养生祛病。

6. 节名利以养其神 不要"争名在朝,争利于市"。要把名利看得很轻,心地坦然,精神高尚,会给人精神、机体上的健康。

7. 戒色欲以养其性 若放纵淫欲过度,势必损精耗神,早衰夭年,故当节制。历史上许多帝王贵族寻欢作乐造成短命,即是例证。证不多讲,众所周知。

8. 戒高傲嫉妒以养性 嫉妒是一种心理病态,对别人在才华、名声、品德方面超越自己而怨恨不已,这样久则伤肝损寿。

(三)环境

人类生活的环境,包括自然环境和社会环境,本节所述的是自然环境。它与人类息息相关，生活在清新明朗的自然环境中，可使人健康长寿；若是在污染恶劣的环境中，可使人折寿多疾，其危害明显可见。如本来是清莹流碧的河水，因废水或工业有害废水倾入而浑浊污秽，或臭气难闻，或闻而中毒；农药雾珠或灰尘随风飘散，呛人，其则使人中毒。但在很多情况下，有着人们看不见而嗅得到、听得见的污染，这就是噪声等，均会使人伤身，如有报道称：不定期在瓦斯浓度为100PPM环境中工作的人，其智力行为，包括算术能力和察觉能力降低，特别是青少年长期在一氧化碳较高浓度中会导致发育迟缓、智力低下。还有在很多情况下，人们看不见、嗅不到的污染，如一些污染物质虽然没有造成生物突然死亡，但它们能进入农作物或鱼体，并悄悄地“潜伏”起来，当人们长期食用这种有毒的食物后，毒物在体内积聚到一定时候便会使人生病，甚至危及生命。对于这种环境，人们称其为“潜在威胁”。下面谈谈水、空气、噪声、电磁、天气等与人体健康的关系。

1. 空气 从某种意义上说，空气比水和食物更重要。人20～30天不吃饭，5～6天不喝水，尚能生存，但是1分钟不呼吸就会憋得难受，5分钟不呼吸就可能死亡。

空气是多种气体的混合物。在清洁的新鲜空气中，氮含量最多，约占总容积的78.09%；其次是氧，约占20.95%；此外还有微量的二氧化碳、氩、氢、氦、氖、臭氧等气体。在人类的生活和生产活动中，向大气中排入大量粉尘、硫化物、氮化物、氧化物、卤化物和有机化合物。据统计，全世界每年要向大气排放一亿吨粉尘，一亿五千万吨二氧化碳和两亿吨一氧化碳，使我们周围的空气受到了污染。

一个人在安静时，每分钟吸入0.5升氧气，当大气含氧量低至15%时，人就会感到呼吸困难，当低至8%以下时就会危及生命。二氧化碳虽然无毒，但浓度过高也会影响健康，清洁空气中约含二氧化碳 0.04%，当含量达到 2%时，人就会出现头痛、脉缓、血压升高等症状；含量高达 10%时，人就会意识消失，甚至呼吸麻痹而死亡。一氧化碳的毒性对人体危害最大，空气中有十万分之一的一氧化碳，人就会慢性中毒，患贫血、心脏病、呼吸道疾病的病人病情开始恶化；空气中有千分之一的一氧化碳，人就会发生急性中毒，空气中有百分之一的一氧化碳，人在 1 小时内就会死亡。

2. 水质 水是人类生命过程中不可缺少的物质，是构成人体组织的重要组成成分。所以人们常说："没有水就没有生命。"自然界的水通过流动、阳光照射、空气接触，以及稀释、沉淀和生物分解作用，能够将受污染的水质净化。但是当污染量大，超过了水的自净能力，就会造成危害。

水的污染来源有两种：一种是自然污染，如人和生物遗体残骸，植物的枯枝败叶，风化和溶于流水的岩石，以及风沙挟持的尘埃等；另一种是人为的污染，如工业废水、生活污水，喷洒的农药，跑漏的石油等污染。

一些有害物质进入水体后，通过作物、水产品等浓缩和蓄积，又转入蔬菜、水果、肉类、乳蛋中去逐级浓缩，最终被摄入人体，危害健康和长寿。日本人的水俣病，就是由有机汞首先污染河水开始的。它通过水、鱼进入人体，在脑、肾等器官中"隐蔽"蓄积，到了一定程度便破坏中枢神经，引起疾病。患这种病的人，起初口齿不清、面部痴呆、步履蹒跚，继之听觉失灵、言语混乱、全身麻木，甚至精神失常，痛苦至死。此外，传染性肝炎、痢疾、伤寒、霍乱、食物中毒，无不与水质的污染有关。

3. 噪声 噪声影响人们的正常生产和生活，严重的还危害人们的身体健康。随着工业的发展，噪声污染已成为世界三大公害之一。

环境噪声,主要是来自工厂、机动车辆、建筑工地,以及社会活动和家庭的噪声。表示噪声大小的单位叫分贝。当噪声在20分贝以下时,环境非常安静;日常生活中的声音一般在40分贝左右;达到50~60分贝时;就觉得有些吵闹了;在礼堂利用麦克风讲话的声音约为70分贝;大声喧哗及室外高音喇叭可达80分贝;卡车、摩托车的噪声可达100分贝;最有影响的汽车喇叭声可高达120分贝。

噪声是一种公害,过强的噪声会打乱人的大脑皮质兴奋与抑制的平衡,影响生理功能,损害健康。科学研究证明,噪声能使人的神经、消化、循环、泌尿等系统发生变化,可出现神经紧张、血管收缩、心动过速、血压升高等现象,因而使高血压、冠心病、肝硬化,以及老年性耳聋等疾患的发病率明显增高。噪声还影响人的智力和工作效率,使之大为降低,并能促使人体早衰,长期生活在噪声较强的环境里,会使人感到头晕、头痛、脑涨、心烦、失眠、多梦、疲倦乏力、情绪紧张、记忆力减退。强噪声还使人体在短时间遭受不同程度的损伤,极强噪声和超强噪声对人体的损害更是灾难性的。

安静的环境是保证人们休息、学习和工作的重要条件,除应积极消除社会噪声外,在家庭生活中也应尽量避免发出不必要的噪声,以创造安静宜人的环境。

4. 电磁污染对人类危害与简单防护 随着科学技术的腾飞发展,电磁辐射对人类健康也带来一定影响。

(1)什么叫电磁污染:电场和磁场的交互变化产生电磁波。电磁波向空中发射或汇讯的现象,叫电磁辐射,过量的电磁辐射会造成污染,一般可分为两种。

①天然的电磁污染。最常见的是雷电,雷电除了可能对电器设备、飞机、建筑物等直接造成损坏外,还会对广泛的区域产生从

几千 HZ 到几百 MHZ 的极宽频率范围内的严重电磁干扰，火山喷发、地震和太阳黑子活动引起的磁暴等都会产生电磁干扰，天然的电磁污染对短波通信干扰极为严重。

②人为的电磁污染。脉冲放电，如切断大电流电路时产生的火花放电，其瞬间电流很大，会产生很强的电磁波，它在本质上与雷电相同，只是影响区域较小。工频交变电磁场，如在大功率电源变压器和高压电线等附近的磁场，它并不以电磁波的形式向外辐射，但在近场区会产生严重的电磁干扰。射频电磁辐射，如无线电广播、电视、微波通信等各种射频辐射频率范围宽，影响区域大，危害近场区的工作人员，目前射频电磁辐射已成为电磁污染环境的主要因素。下面将电磁辐射容易超标的环境略述如下，提醒人们注意合理布局：电脑距卧室 1～1.5 米以内；居室电视机、音响等家电比较集中的地方；工频医电设备 VDT 周围；各种微波塔周围；广播电视发射塔周围；雷达周围；高压变电线路及其设备周围。

(2)电磁波污染对人体的危害(据研究资料记载)：①诱发癌症并加速人体癌细胞增殖。②极可能造成儿童患白血病。③影响人的生殖系统。④可导致儿童智力残缺。⑤影响心血管系统，使免疫功能低下。如果装有心脏起搏器的病人处于高频电磁辐射环境中，会影响心脏起搏器的正常使用等。⑥对视觉系统有不良影响，老年人、儿童、孕妇属易感人群。

(3)如何防护电磁辐射

① 老年人、儿童和孕妇属电磁辐射敏感人群，在有电磁辐射的环境中活动时，应根据辐射频率或场地特点选择适合的防护服加以防护，建议孕妇在孕期尤其在早期应全方位加以防护。

②平时注意了解电磁波相关知识，增强防护意识，掌握国家相关法律和规定，保护自身健康和安全，在日常生活中碰到的广

播、电视效果变差时，几乎都是电磁干扰，应注意防护。

③不要把家用电器摆放过于集中，以免自己暴露在超量辐射危险中，特别是一些容易产生电磁波的家用电器，如收音机、电视机、电脑、冰箱等，不宜集中摆放。合理使用电磁设备，保持安全距离，减少辐射危害。

④注意人体与办公和家用电器距离，对各种电器使用设备保持一定的安全距离，如电视与人的距离应在4～5米，与日光灯距离应2～3米。微波炉在开启后要离开至少1米。孕妇和小孩应尽量远离微波炉。

⑤各种家用电器，办公设备、移动电话应尽量避免长时间操作，尽量避免多种办公和家用电器同时启动。手机接通瞬间释放的电磁辐射量最大，在使用时尽量使头部与手机天线距离远些，最好使用分离耳机和电话筒接听电话。

⑥注意多摄入含有丰富的维生素A、维生素C、蛋白质的食物，加强机体抵抗电磁辐射能力。

⑦应用最有效的防辐射设备。

5. 天气 人们不能离开天气而生活，时时刻刻要和天气打交道。人们研究自然环境对人体的影响，其中空气环境是主要内容。自古以来，人们就知道天气与身体健康有关。中医学关于“阴、阳、风、雨、晦、明”六气致病的学说，概括了这方面许多情况。

人们都知道，许多疾病都有好发季节：暑热天气能使人难以入睡而烦躁；夏天精神病人发病增多；下雨天会使人情绪低落；在湿气重的日子里，有较多的人会得抑郁症；干燥的热风会使人发怒，甚至精神失常；天气突变、潮湿、寒冷可引起关节痛加剧；寒潮过境，太阳黑子活动增加可诱发心肌梗死。这些都说明天气变化与疾病的发生有很大关系。

自然界是在不断变化着的。四时气候的变化就是最突出的表现：春暖、夏热、秋凉、冬寒，就是一年中气候变动的规律。从一般规律来看，植物在一年生长过程中，大都春天发芽，夏天生长茂盛，秋天收缩，冬天凋谢。动物在一生过程中，同样也可分成类似人的数个阶段：少小、成长、壮大、衰退、死亡。由于这是一切生物正常生命活动中所必经的过程，所以古人把它作为一种规律来看待。这个规律就是生、长、化、收、藏。古人根据这一规律而提出不同季节有不同的养生方法，还提出“春夏养阳、秋冬养阴”的养生原则，都是从积极方面提高人体的适应能力。应主动适应逐年四时（春夏秋冬）的自然气候环境变化。

近几十年天气和气候对人体的影响，已引起世界各国的关注，并进行了详细的研究分析，如何应对自然逐步形成了一门科学——生物气象学。美国生物气象学先驱金特博士发现，冬天人体新陈代谢减慢，负责把血输送到体表各细胞中去的毛细血管关闭，人体对疾病抵抗力减弱，心血管疾病发生率高，在世界大多数地区冬天人的死亡率增高。

（四）起居

1. 睡眠　起居睡眠，亦当按时，慎寒防暑，顺自然应四时，乃合健身延年科学之理。一年四季，古有春生、夏长、秋收、冬藏之说。但它与人起卧的关系常被人忽视。各季节不同的起卧时间，古人早已引起重视，并将其列入养生法则。春季阳气升发，万物生机蓬勃，故人们应早点起床，散步漫游，让身心舒畅，夜间晚点睡觉，以应春日之生气。夏季阳气盛，万物繁茂，人们就应早起晚睡，每天适当让阳光照晒，以应长日之盛夏。秋则阳气渐收，阴气渐盛，万物姿容平定，果实成熟待收，人们应早睡早起以应秋日的收气。万物的闭藏之冬日，阴盛阳衰，故人需要谨避风寒，早卧晚起，必等日光，应冬日之藏气，总以慎防寒冷，谨避疫毒，定时作息，顺应自然为好。一般成人每日要保持 8 小时以上睡眠。睡前要心情安宁，全身放松，不做剧烈运动，不吸烟，不饮茶，不读书，不看报，尽量少思或不思考问题，所谓先睡心后睡眼，就是这个道理。另外，还须注意睡前洗脚，被褥清洁，枕头高低适中。服装宜整洁适体，内衣当用棉织品为佳，化纤、尼龙作外衣为好。其他防寒服装可随个人经济条件适当选用，以无毒为佳，清洁卫生为上。勿盲目选用所谓时髦的新产品及化纤之类。

2. 居室 关于居室问题，亦当讲究。人类的居住和衣食一样，是生活中极其重要的一项。因为人的一生几乎在各自的住宅中度过一半以上的时光。住宅环境对寿命的影响，一直受到长寿学家的关注。

住宅的朝向一般要求坐北朝南。这样门窗面向太阳，既采光充分，又可冬暖夏凉。住宅应注意空气流通，防止潮湿。一般摆床铺的位置以避开窗风直吹，而且以头西脚东为好。居室周围的环境，对人类健康和寿命的影响作用是重大的。住宅应该建筑在无污染、无噪声，环境安静、清洁的地方，还要避开高压线强电场、强磁场和超声波、放射线等。因为这些因素对人体健康长寿不利。在住宅旁种植花草、树木，具有防尘、减低噪声和调节空气的作用，对人体大有裨益。

居室内还要讲究采光，因为阳光是人类生存不可缺少的条件之一。如果采光不合理，光照不够，人的视力会过度疲劳，进而引起全身疲劳。光的强弱用“勒克司”表示，按卫生要求，居室自然照度应为 50～100 勒克司，如使窗户等采光口与室内地面面积保持 1/8～1/10，一般才能满足要求。搞好室内采光，不仅靠窗户，墙壁和天花板的洁白度也很有关系。洁白的墙可以反光，提高室内的明亮度。

3. 微小气候 居室的微小气候对人体健康也有较大影响，微小气候是由居室中空气的温度、湿度、风速和辐射 4 个因素组成。这些因素相互影响，可形成一个统一的微小气候，综合地作用于人体。

(1)温度：温度对人体的热平衡有极其重要的影响。为了保证舒适的温热感和正常的学习、工作效率，人们总是采取通风、取暖等措施，为自己创造适宜的居室温度。室温在冬春两季变化最大，因此应注意调节冬春两季室内的温度。在湿度、气流都正常的情况下，夏季居室的适宜温度为 21℃～32℃，24℃～26℃为最理想的温度；冬季适宜室温为 16℃～20℃，16℃～18℃为最理想的温度。

由于人们长期生活在不同气候区，对室温变化的适应能力也不同，生活在热带地区的人比较耐热，生活在寒冷地区的人耐寒力则比较强。当然，这种适应能力是有限的，所以适当调节室温还是必要的。

(2)湿度：湿度对人体健康影响很大。空气湿度低于 30％时，上呼吸道黏膜的水分会大量散失，因而使呼吸道的防御功能减低，并使人感到咽喉干燥。空气湿度达到 80％以上时，使人感到沉闷。尤其是高温、高湿，使人体的蒸发散热受阻，就会感到闷热而难受，时间长了还会中暑。当低温高湿时，体温散失加速，又使人感到异常寒冷。因此，我们要注意调节寒冷和炎热条件下的环境湿度。冬季，在适宜温度情况下，合适的湿度是 30％～40％；夏季，在适宜的温度下，合适的湿度应控制在 30％～70％这个范围内。

(3)风速：不同季节，风对人有不同的影响。夏季温度、湿度大，风速大才能使机体的热能较快散发；冬季，风不能使机体保持最低限度的热能，而造成冻僵或冻伤。风能带走机体较多的热能，促进人体散热。

(4)辐射:有人研究证明,当室内墙壁的表面温度比室温低5℃时,人在距离0.25米处就会感到寒冷。因此墙壁内表面温度与室温之差不宜超过5℃,最多不得超6℃。因为人体对辐射散热的条件反射性调节不很敏感,容易造成由负辐射而丧失大量的热,使人受凉。故养生学非常重视环境卫生及居室洁净。中医学认为,良好的清洁卫生习惯是增进人们身心健康、防止疾病、延年益寿的重要因素。宋周地忠撰《养生类纂》云:“积水沉之可生病,沟渠通浚、屋宇清洁无秽气,不生瘟疫病。”因此提出“栖息之室,必常洁雅,夏则虚敞,冬则温密。”(宁陈直撰《寿崇养老新书》)。再者,“土干则生蚤,地湿则生蚊”(西晋张华撰《博物志》)。所以,平时要注意经常洒扫庭院,保持居室的洁净幽静,增进身心健康。

近年来,随着生活水平和文化水平的提高,人们逐渐重视室内装饰,如居室壁纸、窗帘的选择,居室内的色彩,客厅的摆设等,选择合理,安排得当,无疑能增加居室洁雅,促进人体的身心健康。

(五)劳逸

“劳逸”,即指劳动(包括体育运动)和休息。正常劳动和体育运动,有助于气血流通,增强体质,提高机体抗病力;适当休息可以解除身心疲劳,恢复体力和脑力。

劳与逸是相对的,有劳必有逸,有张必有弛,这是生理自然规律,早在三千多年前《素问·上古天真论》提出:“形劳而倦”,这是劳逸结合的原则,并一直为后来养生所遵循。但如果劳逸失度,则又是导致疾病的重要因素。不管是劳心劳力过度,都会耗伤气血;过度安逸可致气血运行不畅。

1. 节制心劳 节制心劳亦很重要,心劳者,又称劳神过度。要节制心劳,首先须做到清心寡欲,不贪得患失,合理用脑。衣食住行，乃为人生活所需。社会的进步，生产的发展，物质的丰富，生活水平的提高，皆是各人的愿望。但发展不平衡，各人经济状况不同，只能量力而行，不是什么耻辱，也无危害。但若“欲无止境”，日夜钻营，难以满足，甚则走险，违法乱纪，心劳力拙，则有损于身心健康。

人之一生总是有得有失，不可能一成不变。作为社会的一分子，对于个人地位高低，荣誉大小，报酬多寡，享受厚薄，若能泰然处之，怡然自得，所谓“退一步海阔天空”，正是反映人的博大胸怀，对于健康十分有益。反之，患得患失，心胸狭窄，终日忧戚，郁郁寡欢，且不论其品行情操如何，即从生理、心理方面来说也是十分有害的。

人能积极用脑，善思维，活跃思想，提高智力是必要的。但思想高度集中，心神积极活动，也要消耗物质基础——精髓气血，日久，必心神受损，智力下降。因此，平时要注意用脑时间不宜太长。看书、写文章持续时间太长，感到精神不集中时，要适当休息。注意脑力劳动与体力劳动交替转换，每天做一定的体力劳动或体育运动是有益的。古有“东坡养生功”、“华佗五禽戏”。气功和现代的早操、工间操等可适当选练，大大有益健康。总之，懒散易生病，勤劳可健康。列宁曾说过：“不会休息就不会工作。”不正常的心理反应对健康危害极大，应戒嫉贤妒能，方可延年增寿。

2. 避免身体久劳和强劳　所谓久劳，是指持久地劳动；强劳，是指勉强从事强度过大、力所不能及的体力劳动。

人的体质有强有弱，体力有大有小，劳动时应量力而行，不要做不能胜任的事。人的精力也有一定的限度，所以不能做持久不息的劳动，更不能猛力劳作，以防跌仆闪挫、伤筋折骨。尤其是老年人精力已衰，筋软骨脆，而致腰背酸痛，膝胫软弱，肢体疲乏，重者可以内伤五脏，形成虚劳之候。站立过久，会影响骨骼组织的健康，行走时间过长，会使两腿上的筋脉过度劳累，从而导致筋伤；故《素问·生气通天论》说："因而强力，肾气乃伤，高骨乃坏。"所以养生学家非常强调体劳要适度，要量力而行，反对强作。

3. 饥饱勿劳 人体之劳，有赖人身之气血；而气血之源，本于水谷。四肢肌肉靠脾胃消化吸收水谷精微以资营养，才能四肢肌肉强健有力。人在饥饿时，营养不充，脏腑精气亏乏，四肢肌肉无力，故不可再做体劳；饮食之后，气血趋于胃肠，有利于胃肠消化吸收，故亦不可劳作，否则会妨碍脾胃的正常消化和吸收。故前人有"饥饱行役则脾劳"之说(《医醇賸义》)。

4. 戒房劳 房劳是指房事过度，也就是男女性生活过于频繁，男女达到一定年龄，性功能成熟，具备生殖能力，就会有性生活要求，这是一种正常的生理现象，也是人类繁衍所必需。《礼记·礼运》说："饮食男女，人之大欲存焉。"可见男女性生活和饮食一样，是正常生活内容。然而，性生活与一切日常生活一样，不能过度，应该适度。历代养生学家对此积累了丰富经验，论述极多，总是告诫人们要节制性欲，如唐代孙思邈曾说："御女之法，五十岁者二十日一泄，六十岁者闭精勿泄"(《千金要方》)。梁章钜也说："新壮者十日而一游于房，中年者倍新壮，始衰者倍中年，中衰者倍始衰"(《退庵随笔》)。但是，由于个体的差异，性欲、性能力并非完全一致，性生活的频度也不能同样要求。近年来，有人提出过性生活次数的3条准则：①性欲是自然而然地激起的，而且强烈到愿意进行性交的程度，任何勉强的性交都是过度。②性交的过程是自然地进行和完成的，没有不舒适的感觉。这种感觉是指只要没有出现身体上和心理上的不舒适，就都属正常范围。③性交后，不影响睡眠及次日的精神状态，就属于正常范围。

(1)戒房劳的意义：《内经》指出，男子十六岁，女子十四岁，肾气渐盛，即有精液排泄和有月经来潮。肾中精气充足与否，关系到人之一生的生长、强壮和衰老的整个过程。生长壮老，这是自然规律，是不可抗拒的，但人定胜天，寿之长短在于人是否善于保养。先天充足，肾气旺盛，这是健康长寿的一个基本条件。如果不能很好地爱护它，保养它，而是过度房事以削弱它，损伤它，这就动摇了人身的根本。戒房劳，就是保养肾脏精气的重要方面。而肾脏所藏精气，包括先天之精和后天之精，它和其他脏腑精气的有余不足，同样会影响肾脏精气的充盈与否。假如先天不足，只要善于调养后天，还可得到补偿，使身体健壮，享受遐龄。但是，后天之精易化，而先天之精难生，如果房劳太过，频频泄精，即使后天调养，也是难以弥补的。如此则不但伤肾，而且伤及其他脏腑。从上可知，戒房劳，保肾的精气，对于维护人体的生理功能，身体健壮，延年益寿有着重要意义。

(2)戒房劳的要求

①清心淡意，不使欲念妄生。人是有感情的，性欲是生理的自然表现，勉强抑制并非上策。所谓"清心淡意"，就是要对性生活有一个正确的观念，高尚的情操，把精力集中在工作、学习上，当感情冲动的时候，有意识地转移自己的思想感情，不让欲念蠢动。平时不阅读淫秽书画，不看黄色录像，要做到"嗜欲不能劳其目，淫邪不能惑其心"。(《素问·上古天真论》)才能达到节欲保精，益寿延年的目的。

②饥饱疲劳，不可勉强入房。人在饥饿时，营养不充，脏腑精气空虚，如果入房再伤肾精，是更损其不足了。脾胃是消化吸收的主要器官，饱食以后气血趋于胃肠，故此时入房则妨碍脾胃的消化吸收，影响气血的生成。故明代龚庭贤在《寿世保元》中说："饱食过房，劳损气血。"强力劳动或者远途跋涉之后，肢体已经疲乏，筋骨软弱，急需休息，以资恢复，此时如性交，必伤肝肾，肝肾既伤，筋骨失去滋养，身体就会逐渐衰弱下去。

③忌饮酒助兴，药物壮阳。酒有兴奋作用，容易引起欲，但酒味辛，性大热，易耗精伤阴。故饮酒助兴，以纵欲为快，必致肾元耗竭，遗患无穷，尤其酒醉之后切忌性交。《内经》认为，如果醉饮入房，不但伤脾，而且伤肾（《素问·厥论》）。过多性交，损伤肾气，往往会导致滑精早泄，阳举不能持久或阳痿不举等症。但有的人不仅不知节制，反而为了恣情纵欲，遍觅助阳、壮阳的药方，以图一时之快，这无异于饮鸩止渴。药物气味各有所偏，用以治病，是补偏救弊，某些滋补药品主要是调整人体的阴阳平衡。纵欲伤肾，精气亏虚，决非单靠药物所能奏效。尤其是壮阳药物，性偏温燥，长期久用，愈助其阳，愈损其阴，恶性循环，亏虚更甚，终致疾病由生，阴阳衰败。

④喜怒失节，大寒大热节房欲。夏季暑热之日，阳气最旺，皮肤汗孔开放，人体精气容易向外发泄，消耗甚多，若性生活频繁，更加损伤精气。秋冬季气候寒冷，肌腠比较紧密，要适应这一自然趋势，使阳气能够潜藏，阴精得以内守，如果不节房事，就会伤阴或伤阳，甚至阴阳俱伤。前人非常强调当冬夏阴阳偏盛的季节，尤其要节欲固精以保养阴阳；而喜怒忧思等刺激，使性志失调，则气机不利，血行不畅，如性交更会妨碍气血的运行，有损身体。临床上有的高血压患者因一时过度兴奋而入房，导致脑出血突然发生也是屡见不鲜的。

5. 防止过逸 身心不可过劳，但亦不可过逸，疲劳之后暂时休息，是有益的调节，这种逸是积极的，如果过逸，不进行适当的体力或脑力劳动，不参加体育锻炼，易使气血不畅，脏腑功能减退，脾胃功能低下，四肢倦怠无力，情绪低落，体力衰退。其结果必体弱多病。因此，要增强体质，维持健康，就必须经常运动，养成良好的习惯。目前，城市中的青、中、老年人常于清晨或在街边道路跑步，或在公园做气功，打太极拳等，这是很好的保健方法，值得大力提倡推广。

6. 不要久坐久卧,要常劳多练 劳动或锻炼后,坐卧片刻以资休息,这是生理的需要。但不能久坐久卧,否则也易导致疾病。《素问·宣明五气篇》说:“久卧伤气,久坐伤肉。”肺主气,久卧则呼吸缓,肺气不能充分地输达周身,使气机不畅,血行亦易阻滞。脾主肌肉四肢,久坐则脾气不健,水谷精微难以运化转输,反使肌肉松弛,四肢倦怠,机体软弱无力。尤其是脑力劳动者经常伏案工作,更应注意不要久坐不动。因为考虑问题时,思想集中,时间过久,便会影响气机的运行。因此在工作一定时间后,应该做适当活动,进行调节,这样不仅大脑得到休息,消除疲劳,而且有助于脑的思维,提高工作效率。同时,肌肉关节通过活动,肢体轻松,有助于脾胃的运化,一举两得。所以现在工作人员有工间操,学生有课间操、广播操,把脑力劳动与肢体活动有机地结合起来,对于防止过逸,增强体质,提高健康水平是很有益的。

中医学历来重视体力劳动对养生的作用,认为经常参加体力劳动可强健身体,益寿延年。唐代孙思邈说:“体欲常劳,劳而勿极。”体力劳动有多种多样,诸如农副业生产、家务劳动等均是。要因人、因时、因地制宜,尽可能保持一定的劳动量,而不致过逸致病。特别是老年人,在停止社会劳动之后,更应积极参加力所能及的家务劳动,如擦桌、扫地等,也可以种菜、浇花、养草等,但劳动强度和时间不可过量。近年来有人研究证明,经常劳动是长寿老人的共同特征。他们大多从小到老从事农副业生产或手工劳动,由于长期的、合理的劳动生活,使他们的身体得到全面的锻炼,体力增强。因此认为,愉快的、均衡的、不间断的劳动,对健康长寿有很重要的作用。而锻炼身体对于养生保健更是显然易见,手指、肩背常运动则关节灵活,胫股常锻炼则骨骼坚实,行步矫健。锻炼方法很多,可因地、因人、因时选择应用。

(六)饮食

1. 搭配合理,平衡营养 饮食,是人类赖以生存和维持健康的基本条件。人体通过对食物的正常消化和吸收,摄取各种必需的营养物质,以维持人体正常的生长发育和生理功能。人的寿命延长与物质生活的改善,营养的适当有关,过度的增加营养对健康并不利。因此,应有科学的调配饮食从而达到健身养生的目的,以防病于未然。

中医养生学强调饮食必须定时,有规律,不应经常饥一顿,饱一顿,无定时定量。所谓“饮食有节”,即需各种不同的食物(营养物质),所以食品要合理搭配,切忌单调、偏嗜。我国古代就很讲究食物的搭配,如《内经》中有“五谷为养,五果为助,五畜为益,五菜为充”的记载。还认为:“饮食物之五味,对五脏各有其合理性,干稀搭配,多食新鲜果菜,才能保证人体需要。”

人体所必需的营养物质可分为六大类,即蛋白质、糖类、脂肪、无机盐、维生素等。可供人们食用的食物包括加工的数以万计,更不要说经过烹调配制的食品了。目前,还没有任何一种食物能供给人体所必需的全部营养素,所以人类不能仅依靠一种食物维持健康,必须提倡杂食为好。概而言之,原则有九:一曰食物多样,二曰饥饱适当,三曰油要适量,四曰粗细配搭得当,五曰食盐限量,六曰甜食要少,七曰酒要节制,八曰三餐合理,九曰野味适当。按此原则可基本达到体内热能平衡,防病延年,逆则害其身。

2. 注意卫生,防病从口入 俗语说“病从口入”。讲究饮食卫生是防病健身延年的重要环节。一个人在日常生活中,即使膳食调配十分合理,如果不注意卫生将会适得其反,甚则造成亡命。在食品制作中,某一环节发生问题,就会造成祸害。如食物有毒,某种菜被细菌或毒素污染，米面霉变等。另外，菜篮子、厨房用具，都可随时直接受到病毒、细菌污染。故买菜要注意新鲜，洗菜要用流动水，砧板、菜刀要生熟分开用，并注意消毒。碗筷等食具要用开水泡洗……一定要把好道道卫生关，按其家庭条件结合实际去做。要注意识别毒蕈等，还要注意蔬菜中的农药残毒及贮藏过程中产生的亚硝酸盐。粮食食品中的毒素，如麦翁子、毒麦等毒物混入，米面、花生等霉变勿再食用（如霉花生仁吃了会致癌）。

3. 炊具餐具食品容器使用要讲究科学性 炊具餐具、食品容器选用，要讲究科学性，竹木、陶瓷、玻璃容器无毒，金属塑料等亦当考究。符合卫生科学鉴定标准，无毒者方可选用。锅类仍以铁铸为好，铝制品次之。因过多铝进入人体内，可加速人的衰老。20世纪70年代初，加拿大多伦多大学一专家首先提出铝与早发老年性痴呆有关。1982年，美国学者用电子扫描仪显微镜观察到震颤麻痹患者的神经中，铝含量比正常人高3倍。以往美国关岛地区土壤中铝含量很高，当地患老年性痴呆症特别多。目前，关于铝摄入量过多会导致人早衰，患老年性痴呆症的结论已获得专家们的普遍认同。美国北达科他州的大福克斯人类营养研究中心发现，食入太多铝，会睡不安稳，夜间醒来次数增多。关于铝损害的作用机制，现已认为可使脑细胞发生退行性变，导致思维力及记忆力减退；又进一步认为，铝进入脑细胞内，会直接破坏神经细胞内遗传物质脱氧核糖核酸的生理功能。因此，要少用铝制容器，更不要用铝制容器保存酸、碱和咸的食物，以免更多的铝通过食物进入人体。平时要注意少吃油条，胃病患者要尽量少服含铝制药物。

铅制品使用亦当注意，因铅吸收过量会引起周围神经和脑的障碍，如每日吸入1毫克的铅将会引起慢性中毒。铅的污染来源多种多样，如纸的污染，特别是印有彩图的纸（红黄绿色），含铅量较高。有些儿童有喜嚼纸的习惯，而一块25平方厘米的纸相当于600微克的铅。加拿大蒙特利尔的一名2岁儿童因每天喝一些放在含铅陶壶中的苹果汁，29天后中毒死亡。我国南通启东一带千余例因使用铅茶壶、铅酒壶而引起铅中毒等，均有报道。如短期内铅摄入过量会中毒，甚则死亡。慢性中毒会使人心理、智力感觉功能受损，甚则贻误了下一代的智力发展。其他如油漆、汽油等都有较高的含铅量，亦应减少接触。

(七)常用食物补养简介

1. 动物肉类 肉类是烹调中的主要食品之一，我们吃的肉主要是温血动物，如猪、马、牛、羊、鸭、兔等，这几种肉类化学成分很接近，含有丰富的优质蛋白、脂肪、维生素和无机盐等，不仅含有人体必需的氨基酸，而且所含的各种营养人体吸收率很高，饱腹作用大，是一类较完善的食物。

肉类的营养成分，水分占50%～75%，蛋白质占10%～23%，糖占5%，脂肪占10%～30%，无机盐占0.6%～1.1%，此外，还含有维生素。每100克猪肉可产生334千卡热能，牛肉可产生172千卡热能，羊肉可产生306千卡热能。

因为蛋白质能够水解成氨基酸溶解在水中，所以肉汤中往往含有不少蛋白质，营养价值高，而且味道鲜美。

(1)猪肉：味甘、咸，性平。其有滋阴润燥之功效。猪肉为常吃的滋补佳肴，有丰富的营养价值。《随息本草》载："猪肉，补肾液，充胃汁，滋肝阴，润肌肤，利二便，止消渴。"体质虚弱，久病后头晕乏力者，可用瘦肉配大枣炖服。肝肾虚所致头晕眼花等，枸杞子15克，瘦肉90克，共煮食用。

猪肉营养虽丰富，但也应适量。尤其多食肥肉能使人体血浆中胆固醇增高，从而增加诱发高血压、冠心病的机会。中医学认为，过食肥甘，助湿生痰，化热生风。

(2)牛肉：分黄牛肉和水牛肉。黄牛肉味甘，性温，水牛肉味甘，性平。具有补脾胃、益气血、强筋骨之功效。牛肉比猪肉含蛋白质高，而含脂肪少，故其营养价值甚高，为滋补强壮食品。中医学认为，牛肉味甘，专补脾土，脾胃者，后天气血之本，补此则无不补矣。《本草拾遗》载，牛肉可以“消水肿，除湿气，补虚，令人强筋骨，壮健”。故凡久病体虚、中气下陷、气短、唇白、面色萎黄、大便泄泻，手足厥冷等，可用牛肉炖汤服用。

因黄牛肉性温，火热之症、痰火、湿热者不宜食用。

(3)鸡肉：鸡肉味甘，性温，具有温中益气、补精填髓之功效。尤以乌鸡、黑羽毛鸡为佳。因蛋白质含量较其他肉类为好，是老年人、体质虚弱、病后或产后补养的佳品。雄鸡肉含有大量雄壮素、生育酚，其补肾益精，增强性功能的效果较强。

①补虚强肝。母鸡 250 克，冬虫夏草 10 克，共煮熟食用。

②肝血不足所致头晕、眼花。鸡肉 250 克，何首乌 15 克，当归 15 克，枸杞子 15 克。煮熟食肉饮汤。

③病后、产后体虚。母鸡 1 只，黄芪 100 克，当归 50 克，淮山药 50 克，大枣 50 克。加黄酒淹没鸡肉，隔水蒸熟，去药渣，食肉喝汤，分数次食用。

鸡是家喻户晓的上等补品。中医学认为，鸡肉能补五脏，治脾胃虚弱。故食用鸡肉，除增加营养外，还能补虚健脾，有利于疾病的康复。尤以乌鸡为佳。用于虚劳瘦弱者的恢复。乌鸡可食可药。用于虚劳瘦弱、骨蒸潮热、脾虚泄泻、消渴、崩漏、赤白带、遗精。妇科名药乌鸡白凤丸具有补虚调经的作用就是以乌骨鸡为主要原料的。

鸡肉虽温补，但也不宜过食，“多食和热动风”，凡实症，邪毒未清皆忌食之。

有研究报道，在鸡尾有个法氏囊，是淋巴器官，这是鸟类中特有的器官，它可能有多种病菌及癌细胞的聚结，所以不宜食用。

(4)鸭肉：鸭为水禽，味甘，性微寒，具有滋阴养胃，利水消肿之功效。《日用本草》上载，鸭滋五脏之阴，清虚之热，补血行水，养胃生津。一般认为体内有热、有火的人适合吃鸭肉，特别是有低热，虚弱、食少便干、水肿、盗汗、遗精及女子月经少，咽干口渴等为适宜。但对中寒的人，如受寒引起的胃脘痛、腹泻、腰痛、痛经症，均暂时不宜食鸭。

鸭以雄性为好，老者佳，李渔云："诸禽尚雌，而鸭独尚雄；诸禽贵幼，而鸭独贵长。"养生学家对食用老雄鸭有极高的评价，有诗云："烂煮老雄鸭，功效比参芪。"因此鸭是人们经常吃的佳肴，为营养价值很高的食品。

①用于健脾、补虚、清暑。可用全鸭冬瓜汤；冬瓜 2 000 克，鸭 1 只(去毛及内脏)，猪瘦肉 100 克，海参、芡实、薏苡仁各 50 克，莲叶 1 片，煮鸭至烂，加调料食用。

②阴虚水肿。雄鸭 1 只，去毛及内脏，或加猪蹄或火腿，煮熟后调味食用；或将鸭肉切片，同大米煮粥，调味食用。

(5)兔肉：兔肉味甘，性凉，具有补中益气，止渴健脾，凉血解毒之功效。兔肉是肉食品中的佼佼者，它与一般畜肉的成分有所不同，一是含蛋白质较多，每 100 克肉中就有蛋白质 21.5 克，二是含脂肪较少，每 100 克肉中仅含脂肪 0.4 克；三是含丰富的卵磷脂；四是含胆固醇较少，在 100 克肉中仅含胆固醇 83 毫克。

兔肉含蛋白质较多，说明它的营养价值较高。含脂肪较少，人们多吃一点没有发胖之忧。卵磷脂具有较强的抑制血小板积聚的作用，可阻止血栓形成，保护血管壁，所含卵磷脂可抑制动脉粥样硬化症发生和发展。身体里的胆固醇过多是诱发冠心病的因素之一，为了保健，宜吃含胆固醇较少的食物。由于兔肉有这些特点，所以颇受人们欢迎，尤其是冠心病、高血压、肝病患者，吃兔肉不但满足了身体对营养的需要，而且具有防病作用。

2. 动物肝脏 动物肝脏，一般是指猪肝、鸡肝、鸭肝、牛肝、兔肝及羊肝等。其共同特点是有补血、明目作用，含有丰富的营养。

肝是机体贮存铁最多的部位，其含量为肌肉的 15 倍，而且吸收率高达 20%，肝还富含其他抗贫血物质，如维生素 B_{12} 和叶酸，肝是防治缺铁性贫血的优良食品。

肝含有比肌肉更丰富的蛋白质，多种维生素和重要无机盐，肉类食品中一般不含维生素 C 或含量少，而肝脏却含有一定数量的维生素 C。维生素 A 的含量也远远超过肉、鱼、蛋、奶等食品；B 族维生素含量也较丰富，而维生素 A、B 族维生素、维生素 C 均具有一定的抗御病邪作用。

动物肝脏还有其广泛的食疗作用，如中药方剂有“鸡肝散”、“羊肝丸”，适用于治疗夜盲、疳眼、目暗眼花等。介绍几个动物肝食疗方：①治小儿贫血。兔肝 5 具，剖开焙干研细，1 岁每日服 3 克，每增 1 岁，加 1.5 克，日服 3 次，米汤送服。②血虚头晕眼花。用牛肝与枸杞子煮汤吃。③鸭肝可用于潮热盗汗、咳嗽痰少、身体虚弱。

3. 鸡蛋、鸭蛋和松花蛋 鸡蛋和鸭蛋营养都很丰富。在 100 克鸡蛋中含蛋白质 14.3 克，脂肪 11.6 克，还含有较多的钙、磷、铁、维生素等物质；100 克鸡蛋可产生 170 千卡的热能。100 克鸭蛋含蛋白质 13 克，脂肪 14.7 克，以及与鸡蛋差不多的无机盐和维生素；100 克鸭蛋可产生 164 千卡热能。

在天然食品中，蛋类蛋白质的氨基酸组成与人体组织蛋白质最为接近，因此，生理价值最高。全鸡蛋蛋白质的生理价值为 94，蛋黄为 96，约是一般谷类食物蛋白质的 1.3 倍，豆类的 1.6 倍，鱼和肉类的 1.2 倍，奶类的 1.1 倍左右。蛋类的蛋氨酸含量相对较高，与豆类和谷类食品混合食用时，能补充谷类和豆类食品蛋白质中蛋氨酸的不足，提高营养价值。蛋类中所含的铁不仅量多，而且利用率高。实验证明，鸡蛋中的铁可被人体全部吸收利用，所以蛋类是缺铁患者理想的食品。

大家爱吃鸡蛋，而对鸭蛋总觉得它有点腥味儿，吃起来不习惯。其实，去掉鸭蛋腥味的办法很简单，只要在烹调时加入少量黄酒，腥味儿即可去除。鸭蛋有炸、炒、蒸、煮等各种吃法。另外，腌咸鸭蛋或做松花蛋，更是吃着方便、味道鲜美的佐餐佳品了。

做松花蛋要选择新鲜鸭蛋，洗净风干，置于用清水、纯碱（碳酸钠）、茶叶、松柏枝、木炭灰、黄土、石灰、粗盐等配制成的松花汤缸中，经过 30 天左右即成。做松花蛋的原理，就是利用碱来凝结蛋中的蛋白质，并使蛋白质变得透明。

松花蛋的营养价值与鸭蛋相差无几，稍低于鸡蛋。由于它味道清凉可口，是一种深受人们喜爱的营养佳品。

4. 鱼类　鱼类可为人类提供丰富的营养，但又不像家禽那样需要耗费大量的饲料。随着人们生活水平和认识水平的提高，人们对鱼类的喜爱与日俱增，也是生活中主要食品之一。常见食用鱼类不下二十几种，可分为两大类。一类是鲤鱼、鲫鱼、鳝鱼、鲢鱼、草鱼等淡水鱼；另一类是黄鱼、墨鱼、带鱼、平鱼、巴鱼、快鱼等海产鱼。不同种类鱼的风味各具特色。

鱼的营养成分与肉类相似。鱼类含蛋白质 15%～20%，且属于优质蛋白，人体吸收率高，所含氨基酸也与肉类相近。鱼类含脂肪 1%～3%，有的鱼可达 11%，且大部分由不饱和脂肪酸组成，呈液体状态，极易被人体消化吸收。据科学家考察，生活在北极圈的爱斯基摩人是全球冠心病发病率最低的民族，患糖尿病的极少，科学家认为，这可能与他们自古以来长年吃鱼有关。在日本和我国的疾病调查中也发现，祖祖辈辈以打鱼为生的渔民，由于吃鱼多，冠心病的患病率同样很低。国内有些学者用鱼的多价不饱和脂肪酸来防治人动脉粥样硬化症和冠心病，也收到一定效果。鱼类肝脏含有维生素A和维生素D。鱼的肌肉中，每100克含维生素A 6.6～120国际单位，鳗鱼可达3 000国际单位，黄鱼、鲨鱼中亦含有一定量的维生素A和维生素D。鱼类含维生素B_1不多，鲜鱼应尽快烹调，以免使维生素B_1大量损失。

(1)鲫鱼：性味甘平，具有益气健脾，利水通乳之功效。鲫鱼含蛋白质高达19.5%，还含有脂肪、糖类、无机盐、钙、磷、铁、维生素B_1、维生素B_2、烟酸等，对肾炎、肝炎、产后缺乳有效。

①产后缺乳。鲫鱼1条，王不留行15克，穿山甲15克，同煮，去药食鱼。

②水肿。鲫鱼1条，砂仁3克，葱10根。同煮食。

③脾胃虚弱，饮食无味。葱烤鲫鱼服之。

④疝气。鲫鱼同茴香同煮。

⑤疖肿乳癌。鲫鱼生捣，和入山药共研，外敷患处。

⑥出血疾病及血友病。服用鲫鱼鳞胶。即用鲫鱼鳞，加水用文火煎熬成胶，每次30克，温酒加水化服。

⑦鲫鱼头煮汤可治脱肛、子宫脱垂。骨煅灰可外敷黄水疮。

(2)鳝鱼：又名黄鳝，我国大部分地区都有出产，以南方为常见。《名医别录》把黄鳝列为上品。中医学认为，黄鳝性温，味咸，入肾和肺经。有补五脏，疗虚损的功效。可治体虚消瘦，湿热身痒，肠风痔漏和下肢溃疡等。鳝鱼血可治面神经麻痹引起的口眼歪斜和疮癣等。我国民间常用黄鳝治病，具有一定的效果。

鳝鱼含蛋白质7.9%，并含有脂肪、无机盐、维生素A、B族维生素、烟酸等，营养价值很高。有研究证明，黄鳝对血糖有双向调节作用，即血糖高的可以降糖；血糖低的可以升糖。因此糖尿病患者常食黄鳝是有益的。有报道鳝鱼有升高白细胞作用。鳝鱼骨亦可解毒散结。《本草求真》书说："鳝鱼……能通达经络，治十二经风邪，并治耳目诸窍之病。又能治妇女产后恶露淋漓不止、肠鸣、湿痹、老人虚弱。又治男性阳痿，不能续嗣。"该书对鳝鱼作用介绍较为详尽。

①治面神经麻痹。鲜鳝鱼血1汤匙，麝香0.3克(如无，可用冰片0.3克)，调和，右斜涂左，左斜涂右。

②治肾虚腰痛。黄鳝250克，切段，猪肉100克。加水适量，蒸熟，食肉饮汁。

③治缺铁性贫血。鳝鱼肉1000克，阿胶500克。蒸熟烘干，研成细末，炼蜜为丸，每丸约15克重，每服1丸，日服3次，15日为1个疗程。

④产后恶露不尽。黄鳝(去内脏)、大当归、制川芎、姜炭、大枣(去核)。清水煎，去渣，趁温热服。

⑤腹中肠鸣，大便溏泄。黄鳝(去内脏)、胡椒、川干姜。清水蒸，去渣。

⑥内痔出血。鳝鱼煮食。

⑦老人虚痢。黄鳝(去内脏)、淮山药、炒扁豆、生北芪、陈皮。清水蒸，去渣。

(3)墨鱼：别名乌贼，其肉(墨囊)、蛋(缠卵腺)与内壳(海螵蛸)均可入药。墨鱼肉、蛋含蛋白质、脂肪、糖类、铁、钙、磷、维生素B_1、维生素B_2及烟酸等。其所含的多肽有抗病毒、抗放射作用。骨含碳酸钙，制酸作用较强。

中医学认为，墨鱼味咸，性微温，功可除寒、止血、收敛。其肉益胃通气，治妇女闭经。卵能开胃利水；墨鱼汁，又称墨鱼墨，是一种全身性止血药，可治各种出血，对子宫出血、消化道出血、肺结核咯血、支气管咯血、尿血、鼻出血、宫颈癌出血等出血性疾病有效。背骨，可治胃酸过多、胃及十二指肠溃疡、小儿软骨症等；

可治创伤性出血，下肢溃疡久不收口，目翳泪出和阴囊湿疹等。

①贫血头晕、闭经。墨鱼肉60克，鹌鹑蛋2个。煮食。

②胃痛反酸。海螵蛸5只，川贝母9克。同煮。

(4)乌龟：别名金头龟、金钱龟、泥龟。龟的种类不一，有水龟、秦龟、山龟、摄龟、绿龟等。乌龟的腹甲，中医称“龟版”，龟版经过熬煮而成的胶，叫做龟版胶。龟版与龟版胶均是传统的中药材。龟肉、龟血等不可作药用。乌龟含丰富的蛋白质、脂肪、维生素。

中医学认为，龟肉性温，有治风寒咳嗽、疗痢疾、治筋骨疼痛的功效。常用于治疗尿多、小儿遗尿、子宫脱垂、糖尿病、痔疮下血等。龟版入心、肝、脾、肾四经，有滋阴清热，益肾健骨、补益强壮、消肿治痈等功效。据分析，龟版内含动物胶、角质、蛋白质、脂肪、磷和钙盐等。

龟版临床上应用广泛：如利用其滋阴清热的作用，治疗阴虚火旺所致的盗汗、心悸、眩晕、耳鸣、手足心热等；利用其滋阴凉血的作用，治疗因热所致的崩漏带下；利用龟版的滋阴潜阳作用，治疗高热不退，抽搐惊厥等症；利用龟版益肾阴的作用，治疗肾气不足的筋骨不健，腰腿酸软，小儿囟门不合等。龟版还具有抗结核作用，据报道可用于治疗肺结核、淋巴结核和骨结核。龟版亦可用于治疗慢性肾炎，神经衰弱，慢性肝炎等。龟版常用量9～30克，龟版胶4～10克。

龟版胶的功效与龟版基本相同。其滋补作用较龟版为优，并有补血、止血功效。常用来治疗肾阴虚损所致的腰腿痿弱，贫血及子宫出血等。亦可用于治疗淋巴结核。

①治小儿遗尿。龟肉250克，加水煮烂，入食盐少许，每日分2次吃完。

②治老年人尿频。龟肉500克，地骨皮2克，小公鸡肉适量。共炖服。

③治佝偻病、小儿囟门不合。龟版、骨碎补、潞党参各 9 克。水煎服。

④治慢性肾炎、蛋白尿。活乌龟 3 只，猪肚 1 个。洗净，切块，加水用文火煮成糊，不放或少放食盐，早晚分服。

(5)虾：是开胃的美食。它含有丰富的蛋白质、脂肪和糖类、钙、磷、铁、维生素 A、维生素 B_1、维生素 B_2 等，有营养强壮作用，能提升血浆中 ATP 的浓度，增进胸导管淋巴液的流量。

(6)鳖：又称脚鱼、团鱼、水鱼、甲鱼等。其肉含蛋白质、脂肪，甲含动物胶、角质蛋白、碘、维生素 D。能抑制肿瘤细胞的生长，提高机体的免疫功能。

中医学认为，鳖肉性味甘、平，具有滋阴凉血之功效。鳖甲性寒、味咸，入肝、脾、肺三经，有滋阴清热，散结消痞、益肾健骨等功效，能散瘀血、通月经、消痞肿、除痨热。临床应用时分生鳖甲和炙鳖甲两类。生鳖甲能滋阴潜阳，炙鳖甲用于散结消痞。鳖甲是一变质药，所以能消硬块，因其能滋阴，所以又有镇静的作用。鳖用于清虚热作用较强，且能通血脉，破瘀滞，适用于肝脾大、月经闭止。肝病、脾病服之有效。鳖甲还有抑制结缔组织增生和提高血浆蛋白的作用。鳖甲胶，功能补肾滋阴，适用于肾阴虚亏等症。鳖肉味咸，性平，所含脂肪、蛋白质等与带鱼、黄鱼差不多，有滋阴补肾作用，可治阴虚、痨热、脱肛、子宫下垂、脾大等。鳖甲，为滋阴退热药，适用于肺结核有低热的患者。鳖头可治小儿脱肛，子宫脱垂等。

鳖肉一次不可多食，多吃则败胃伤食，导致消化不良。对于食欲缺乏、消化功能减退、孕妇及产后泄泻、失眠的人不宜食用。

①治肺结核低热。鳖(去内脏)1 个，生地黄 15 克，柴胡 9 克，地骨皮 15 克。炖汤服。

②治久疟脾肿。鳖甲煎丸(中成药)，每次 1 丸，每日 2 次，连

服1周(鳖甲煎丸,也可用于治疗肝大或其他腹部肿块)。

③治闪腰疼痛。鳖甲用沙炒后,研末,热黄酒送服,每服3克,每日2次。

(7)泥鳅:泥鳅为鳅科泥鳅。别名鳅鱼。生活于湖塘沟渠、水田中。泥鳅肉味甘性平,有暖中益气、解毒收痔之功效。其肉质细嫩,营养价值极高。据测定,每100克泥鳅中含蛋白质22.6克,脂肪2.9克,钙51毫克,磷154毫克,铁3毫克,维生素A70国际单位,此外还含有维生素B_1、维生素B_2、烟酸等。脂肪是大黄鱼的4倍多,糖是鲫鱼的25倍,铁是对虾的9倍,钙超过带鱼、青鱼、鲤鱼等。其烟酸的含量也高于其他鱼类。

本品补而不清,诸病不忌,是一种消肿补肝佳品,是肝病、糖尿病、泌尿系统疾病的食疗佳品。与虾共煎汤服,可治阳痿。用泥鳅研末口服,临床应用于肝炎病人,促进肝功能恢复比一般保肝药疗效好。

5. 果品类

(1)核桃:核桃产于我国北方各省,核桃除食用药用外,还可榨油,核桃油有很高的药用价值。我国较有名的核桃,是产于河北卢龙县石门村的“石门核桃”,特点是纤细、皮薄、口味香甜,出油率在50%左右,国内外享有很高的声誉。河北武安的核桃也很有名。

据现代医学研究,核桃仁含脂肪(40%~50%)、蛋白质、糖类、钙、磷、铁、胡萝卜素及多种维生素。其蛋白质和脂肪的化学结构特殊,易被人体吸收。蛋白质中含有许多氨基酸和对人体极为重要的赖氨酸,就其含量来说,核桃里的赖氨酸超过了蛋黄。核桃中的脂肪富含叶红素,是很好的营养品。实验证明,核桃能破坏人体有害的丙酮酸,使人精力恢复。

核桃是健脑之品,有益于大脑神经,在我国有“长寿果”之美誉。中医学认为，它是一种滋养强壮药，其性甘温而补，具有补肾、强腰、补精缩尿、定喘润肠之功效。李时珍说核桃“补气养血，润燥化痰，益命门，利三焦，温肺润肠，治虚寒、喘嗽、腰脚重痛、心腹疼痛、血痢肠风。”《开宝本草》载：“食之令人肥健，润肌黑须发，多食利小便，去五痔。”根据中医临诊经验，认为核桃适用肾亏腰痛，肺虚久嗽，气喘，大便秘，病后虚弱等症。若与补品同食，有增强滋补力的作用，如核桃与杜仲、补骨脂同服，可治一切虚弱证，能补血益精，增进食欲，为最平和的强壮药。核桃油可作缓下剂，并能驱绦虫；外用于皮肤病，如冻疮、疥癣、腋臭等也有效。果肉泡酒可止痛。核桃的果隔，又叫胡桃夹、分心木，可治噎嗝、遗精、遗尿等。

①治疗咳嗽。核桃仁 9 克，捣烂，加糖适量拌匀，开水冲服，每日早晚服。

②治肺结核。核桃仁 、柿饼各 90 克，蒸熟。每日 3 次分食，隔日 1 剂，连续服食。

③治肺肾不足气喘。胡桃煨熟，服时嚼之，温酒下。

④治肾虚腰痛。核桃仁 60 克，切细，加热酒，另加红糖调服。

⑤治阳痿遗精。生核桃仁 60 克，一日服完，连服月余。

⑥治肾炎。核桃仁 9 克，蛇蜕 1 条。共焙干，研细，黄酒冲服。

⑦治尿路结石。核桃仁 120 克，用食油炸酥，加糖适量，混合研磨，使成乳剂或膏于 1～2 天内分次服完，连续服至结石排出，症状消失为止。核桃仁、冰糖各 120 克，香油 50 毫升。上药共放铁勺内熬 15 分钟，凉后内服，每日 1 剂，早晚分服。

⑧治神经衰弱。每日早晚各吃核桃 2 枚。核桃仁、黑芝麻各 30 克，每次服 9 克，每日 2 次。

⑨治肠燥便秘。核桃仁 4～5 枚，于睡前拌少许蜜糖服食。

⑩治产后压疮。核桃仁拌红糖，放1个月以上。每日2匙，开水冲服。

有些人常常爱吃补药，其实每天早晚吃1～2个核桃就很好，既方便，又可保健医病，尤其是老年体虚，病后津亏之大便秘结者，用之大宜。腹泻、稀便者不宜食用，痰火瘀者少用。

(2)桂圆：又称龙眼，俗称圆眼。中医处方称：龙眼肉、桂圆肉、圆肉。主产于广东、广西、福建、浙江、四川、台湾等省。其中以产于福建莆田县者为良。果实呈赤色或紫红色，有圆球形的果壳，果肉如弹丸大，内含果浆。果肉在鲜时是乳白色半透明饱含水分的肉质，味甜如蜜；果肉干后则变成暗褐色，质柔韧，称龙眼肉，可供食用，也可药用。入药以核小、肉厚、味甘者为佳。《开宝本草》称龙眼为“亚荔枝”，言其形状如荔枝，肉富于荔枝。一般认为龙眼肉为滋养品，补养比荔枝好。因荔枝性热，而龙眼则性平。龙眼的肉、皮、核、根均可作药用。

桂圆的营养很丰富，水分含量约占25%，含糖量约为64%，含氮化物为4%，还含有维生素A、B族维生素。核含皂素、脂肪和鞣质。桂圆味甘，性平、无毒，入心、脾经，有补益心脑，养血安神之功效。为滋养佳品，对于病后体虚，脑力衰退，以及产后调补，均可单用本品持续服用。《神农本草经》指出：“久服强魂魄聪明。”《本草纲目》说桂圆有“开胃益脾、补灵长智之功”。中医学认为，桂圆为补血益心之佳果，为益脾长知之要药。因其味甘类于大枣，入脾经功胜大枣，又无大枣壅气之弊；润气补气之中，又有补血之功。思虑过度引起的健忘失眠、惊悸，用桂圆治之最为适宜。本品既能补脾胃之气，又能补血液不足，单用熬膏，或配其他益气补血药同用均可。中药方剂“归脾汤”，用龙眼肉以治心脾损伤，其目的就在于此。中医方剂“玉灵膏”即用桂圆肉与白糖熬制而成。用于年老体衰、气血不足及产后血虚、脑力衰退等症。一般用量3～9克。中满气壅，肠鸣泄泻及风寒感冒，消化不良，舌苔厚腻者忌用。

①治贫血、神经衰弱、心悸怔忡、自汗盗汗。桂圆4～6枚，莲子、芡实各15克，加水炖汤，于睡前服。龙眼肉5枚，莲子15克，糯米30克，熬粥食，早晚各1次。

②治脾虚泄泻。龙眼肉14粒，生姜片3片。煎汤服。

③治阿米巴痢疾。桂圆肉20个，鸦胆子仁20粒。将鸦胆子仁用桂圆肉包好，每日1剂，早晚分服。

④治呃逆。桂圆肉2～7个，将桂圆肉放火中烧炭存性，研为细末。分4次服，每日2次，用代赭石15克煎汤送服。

⑤治烫伤。龙眼壳烧炭存性，研为末，用桐油调涂患处。

⑥古方“龙眼酒”，即由龙眼肉用上好烧酒浸百日而成，常饮数杯，具有温补脾胃及助精神作用。近代报道，用于神经性心悸，每天取龙眼肉30～60克，煎服，亦有良好功效。

(3)荔枝：荔枝亦名丹荔，始传于汉代，品种据说有四十多种，以广东、广西、福建、台湾、四川等省种植较多。上品个大，瓤厚膜红，香气清远，甘香适口。该果结实时，枝弱而蒂牢固，不可摘取，只能用刀连枝一起割下来，所以取名荔枝。荔枝色、香、味均好，为果中珍品。新鲜荔枝有一股诱人的清香，果肉白润、细嫩、香甜、清脆、多汁。优良的品种，风味更佳。

荔枝果肉含葡萄糖、蔗糖、蛋白质、脂肪、维生素A、B族维生素、维生素C、叶酸、柠檬酸；核含皂苷、鞣质。其性温，味甘，无毒，古有“甘温益血，益人颜色”之称，具有滋养益心、填精髓、养肝血、止烦渴、益颜色的作用，有解毒，治瘰疬、疔毒、痘疹，止泄泻的功效。适用于身体虚弱、病后津液不足、胃虚寒痛、疝气痛等症；并可透发痘疹，治淋巴结核、疔疮等。在临床上，中医处方常用较多的是荔枝核，认为荔枝核入肝肾二经，为散寒去湿之品，是肝经血分良药，专去寒湿，能行血中之气，故能治一切因寒而致之疝疾、胃痛等。除果肉、果核之外，荔枝壳亦入药。《本草用法研究》一书中说："荔枝壳治血崩，烧存性研末，酒调服。小儿痘疮无浆，此物功能理血透发为标，凡一疹子不透或出模糊一片，非此不能解表成浆。"

荔枝不可多食，多食生火。小儿空腹食鲜荔枝过多则可发生低血糖，俗称"荔枝病"，轻则恶心，四肢无力，重则头晕，昏迷。所以，在荔枝产区的上市旺季，不可连续多吃，更不要让儿童多食。上焦有火者勿食，如多食发热上火者，以其壳煎汤饮之可解。

①荔枝山药大枣粥。荔枝干果 6 个，淮山药 15 克，大枣 5 枚，莲子 10 克。洗净，放沙锅中，加水，加洗净的大米或糯米，煮粥食用。厚肠止泻，适用于治疗脾虚泄泻。

②荔枝酒。鲜荔枝肉(连核)500～1 000 克，陈米酒 1 000 毫升。浸泡 7 天后可饮用，每日早晚各 1 次。荔枝酒有补益中气的作用，可治疗女子子宫脱垂，亦可治疗阳痿。

③治疝气痛。荔枝核 50 粒，陈皮 18 克，硫黄 9 克。共为细末，盐水打糊为丸，如绿豆大，每服 10 粒，每日 2 次。

④治淋巴结核及疔毒。荔枝数个，捣烂如泥，外敷患处，每日 1 次。干果 5～7 枚，海带 15 克，以黄酒和水适量煎服。

⑤治痢疾。荔枝壳、石榴皮各 16 克，甘草 10 克。水煎服。

⑥治呃逆。荔枝 7 个，连壳烧炭研末，开水调服。

⑦治妇女虚弱贫血。干果、大枣各 7 个。水煎服。每日 1 剂。

(4)大枣：古称红枣、大红枣。除大枣外，还有南枣、酸枣、藏枣等品种。河南出产的大枣，以灵宝、新郑的品质为好，有个大、肉厚、核小的特点。山东也是大枣的著名产区，乐陵的金丝枣核小、肉细，素有"枣王之称"。特别是在茌平加工的乌枣，又名熏枣，是山东名产。枣色深紫油润，皮薄纹细，形大核小，枣肉肥美细腻，有一种特殊香味，畅销国内外。另有一种乌枣，性温热，是名贵的补养药，也是副食中的珍品。

大枣的营养丰富，内含蛋白质、脂肪、糖类、有机酸和磷、钙、铁、胡萝卜素及B族维生素、维生素C、维生素P等物质。每100克枣中含维生素C 2730毫克，比同等重量的梨多几十倍，而且维生素P的含量，也是百果之冠。据国外文献报道，有位医生在虚弱患者中做对比试验，凡是连续吃大枣的，其健康恢复的速度比单纯吃维生素类药物快3倍以上。因此，他认为大枣就是“天然的维生素丸”。现在，临床上广泛用它补血以止血，治疗肝炎、过敏性紫癜、血小板减少等。生吃、水煎均可，有改善病情、辅助治疗作用。据报道，大枣配芹菜根，水煎服，能降低血清胆固醇，大枣还有增加血清总蛋白及白蛋白的作用。

大枣，性味甘平。具有补益脾胃、养血安神之功效。自古至今把大枣视为滋养血脉、强健脾胃之妙品。《本草备要》称大枣能“补中益气，滋脾土，润心肺，调荣卫，缓阴血，生津液，悦颜色，通九窍，助十二经，和百药。”李时珍认为，大枣是脾之果，脾病患者最宜食用。在临床上，适用于脾胃虚弱，气血不足，贫血萎黄，肺虚咳嗽，四肢无力等症，以及失眠，过敏性紫癜，血小板减少，肝炎，高血压等疾病。古方“甘麦大枣汤”是将大枣5枚，与浮小麦30克，炙甘草9克，一起煎汤服，对妇女更年期烘热汗出，心神不宁，情绪不易控制有调补作用。此外，用大枣与甘遂、大戟、芫花等峻泻药配伍，既能缓和药性，又能补脾和胃。如与生姜同用，不但能协调营卫，还可调理脾胃。可见，大枣有调和药性，减低一些药物的毒性和刺激性的作用，故中医处方凡用较猛或带有刺激性药物时，即配用大枣，以保护脾胃。

酸枣，药用其仁，中医处方称酸枣仁，含有多量的脂肪油及蛋白质，还有两种植物甾醇及皂苷等，有镇静催眠作用。前人有“熟用治不眠，生用治好眠”之说，经临床实践，生用炒用都有催眠功效。据报道，酸枣仁还有持续降血压的作用，对子宫有兴奋作用。

①治脾胃虚弱，倦怠乏力，血虚萎黄、神志不安。大枣10～20枚，煎汤常服。

②治虚烦失眠。大枣20枚，葱白若干，水煎去渣，顿服。酸枣仁15克，白米1把，加水同煮成粥，睡前食下。酸枣仁6克，加白糖研和，睡前温开水送服。

③治缺铁性贫血。大枣(去核)500克，黑豆250克，黑矾30克。大枣煮熟，黑豆碾面，加入黑矾，共捣如泥为丸。每服2克，日服3次。

④治急性和慢性肝炎、肝硬化而血清转氨酶较高者。大枣、花生、冰糖各30克，先煎花生，再加大枣、冰糖，睡前饮服，每日1剂，30日为1个疗程。

⑤治盗汗虚汗。大枣、乌梅各10个，每日1剂，2次煎服，连服10日。大枣10个，乌梅肉9克，桑叶、浮小麦各15克，水煎服。

⑥治高胆固醇血症。大枣、芹菜根各适量，煎汤常服。

⑦治胸腔积液。大枣10枚，葶苈子15克。每日1剂，水煎服。

⑧治脱肛日久不愈。大枣120克，陈醋250克。同煮至醋干，取大枣食。

近年来发现，大枣具有cAMP活性，可抗变态反应，抑制中枢神经，有保肝、强壮、降低血清胆固醇和抑制癌细胞增殖作用。但胃脘满闷及湿痰者忌用，肠道寄生虫、胃肠积滞、齿常痛者亦忌用。不宜与鱼同食，同食则令人腹满易痛。

(八)烟酒茶与健康

吸烟的害处众人皆知，嗜酒利弊众说纷纭，饮茶有益始于神农。

1. 烟 我国人民对吸烟危害早就有了定论。《食疗本草》曾指出，“吸烟火气熏灼、耗血损年，人不觉耳”。现代医学研究证实，烟雾中的许多有害物质，主要是焦油、尼古丁、一氧化碳、等有害物质，对呼吸系统危害最大。吸烟者常易患气管炎、肺心血管病等，吸烟者比不吸烟高达20倍以上。另外还有被动吸烟，对人体有同样损害。故吸烟是影响社会平均寿命的最大公害之一，后患无穷，应戒之！

2. 酒　酒在人类生活中涉及面广泛，往往是无酒不成宴。酒的种类很多，如白酒、黄酒、啤酒、药酒……但酒总是以酒精和水为主要成分，掺以其他成分。明代医学家李时珍说：“酒辛者能散，苦者能降，甘者居中而缓，淡者利小便，用为向导，可以通行一身之表。”并指出少饮则活血行气，壮则御寒，消忧愁，避邪逐秽。饮酒确能给人体提供能量和营养物质，如饭前饮少量酒可健胃祛风，增进友谊，促进食欲；白天饮少量酒，可兴奋精神，消除疲劳。黄酒中含糖分、煳精、有机酸、氨基酸和多种维生素，具有营养价值。绍兴加饭酒含有17种氨基酸，其中7种是人体必需的。故少量饮酒对健康确有好处。

一般1个月总酒量不超过600毫升酒精为宜。啤酒一天一瓶足矣。但是，一个人如果长期大量饮酒，则会引起急性中毒，继发肝脏损害，危害健康。唐代诗人李白不但死于酗酒，而且影响了下一代。现代的慢性酒精中毒病人屡见不鲜，如酒精性肝炎、肝硬化、肝癌、慢性胃炎、心肌损害等。最好从幼小儿童开始，由家庭进行这方面的教育，使他们成长后少饮酒或不酗酒。

3. 茶　茶为世界三大饮料之一，并有天然保健饮料之美称。在我国已有四千余年饮茶历史。《神农本草经》在记载茶起源时说，“茶味苦。饮之使人益思，轻身明目”。指出了对人体的保健作用，又说：“神农氏尝百草，日遇七十二毒，得茶解之。”即发现茶的解毒治病作用。茶叶由于产地和品种不同，其功效亦略有侧重。但根据现代医学研究认为，茶所含蛋白质、氨基酸、糖类、维生素和无机盐等，都为人体所必需的营养成分。饮茶可兴奋中枢神经增强抗病能力。茶叶中所含茶碱是兴奋剂，可使精神振奋，增强思维和记忆力，还能扩张血管改善血循环，具有强心利尿之功效，茶叶中的鞣酸与金属或碱性物质结合，使之沉淀，有延迟人体毒物吸收作用，故能解毒。茶还可以净化水源，减少放射性物质对人的损害，饮茶有抑制细胞衰老，使人延年益寿。茶叶抗衰老作用是维生素 E 的 8 倍。茶叶挥发油和鞣酸有帮助消化之功效，因此有茶叶解腻之说。台湾一位教授研究认为，茶叶可防癌。

茶对健康虽有很多好处，但若饮之过度或失当，也会影响健康。夜间饮浓茶过多，会引起失眠、心慌、尿频等。因此饮茶需注意以下几点。

(1)失眠：高血压患者睡前忌饮茶，因会兴奋中枢神经，加重病情。

(2)忌饮隔夜茶：因时间过久，茶中的维生素丢失，而且里面的蛋白质、糖会变成细菌繁殖的养料。

(3)忌用茶水服药：因其含鞣酶，可分解成鞣酸，能与许多药结合沉淀，阻碍吸收，影响药效，甚则产生不良反应。

(4)吃滋补食物后不宜饮茶：如食鸡、羊、狗、鸟肉等补阳上品不宜饮茶。茶促进脂肪消化，但滋补食物有效成分生物碱和鞣酶相结合会产生不溶解的沉淀物，不易被吸收，降低滋补作用。

(九)运动与健康

吐故纳新是人体保持健康、不断更新的基本条件，而运动则是保证人体代谢过程的重要因素。

我国古代既十分重视运动对于养生的重要意义，又创造了许多有利于人类锻炼的运动方式。如王冰注《内经》即指出要“尽终其天年”者，必要“和于术数”，这术数即指各种养生之道，也包括各种运动形式，古多称导引。导引术为主的运动，以骨骼肌的运动为主，如散步、五禽戏、八段锦、太极拳等，有的还配合呼吸运动。按摩是被动运动，有助于人体的肌肉松弛、血液流通等。

现代医学也认为生命在于运动。运动可以提高身体新陈代谢，使各器官充满活力，从而推迟各器官的衰老。特别对于心血管系统更是大有益处，由于运动不仅使心肌收缩加强，改善血液循环，且能防治动脉硬化，因而对易患心血管病的老年人更有好处。适当的运动还能改善呼吸系统的功能，改善肺活量，从而使全身氧的供给充足，使人精神饱满，记忆力增强，提高工作效率。

总之，“运动是健康的源泉”，“养生莫善于习动”，愿追求健康的人们积极参与各种有益的运动，永葆青春活力。

（十）音乐与健康

声音的种类很多，有的声音如噪声是有害于人体健康的，只有和谐优美的音乐才有利于人体的身心健康。

音乐在我国历史悠久，《周礼》即有关于音乐的记载，书中认为音乐可以感动天地、草木，人是血肉有情的动物，怎么能不受音乐的感动呢。欣赏一曲优美动听的音乐，确能使人感到心旷神怡，精神轻松，诸多烦恼、疲劳可以忘却在音乐声中。

从某种意义上讲，人类早就熟悉音乐的作用了。例如，从远古时代起，母亲们就懂得用催眠曲使孩子入睡。现代医学认为，音乐能刺激人体分泌酶和激素，可调节血压与神经兴奋强度。此外，音乐还可以用于治病。例如，苦于不寐的患者在柔和的旋律中会渐渐进入梦乡；狂躁不安的患者在舒缓的乐曲中能恢复稳定的情绪；肌肉痉挛的时候，如果奏起欢乐的乐曲，可能使其自行缓解。意大利外科医生扎帕洛通过研究认为，巴赫的音乐能减轻消化不良，莫扎特的音乐能减少风湿性关节炎的疼痛。此外，还有音乐减肥的报道，可以根据自己的不同情况尝试。

（十一）香花保健疗法

香花保健疗法，即利用鲜花绚丽多彩的颜色，形态和芳芬扑鼻的馨香及其对环境的美化、净化作用，以促进人体身心疾病康复的方法。

含苞怒放的鲜花，其绚丽姿色、馥郁芳香和蓬勃生机，常常给人以美的享受和精神上的愉悦。观赏鲜花的艳丽之色、多彩之态，可使人悦目愉情，心旷神怡。观赏鲜花的艳丽之色、多彩之态，可给人以热烈、动情、欢欣之感；观兰花、水仙花之素雅洁白，可给人以沉静、朴实、高洁之乐。由此可见观花确能陶冶性情、排忧解愁，古人有“七情之为病也，看花解闷”之说。现代科学家认为，水仙与莲花的香气，使人温情脉脉；紫罗兰和玫瑰的香气，使人爽朗愉快；橘子、柠檬的香气，使人兴奋、进取；茉莉、丁香的气味，使人沉着、冷静。如在观花闻香之时，再回味一下历代文人墨客对花的吟唱，则花对神情的感染力将会倍增。此外，香花还能美化和净化环境。古人认为花的香气能“解秽气”。现代研究证实，菊花、栀子等有吸收有毒气体而净化空气的作用，而梅花对环境污染尤为敏感。花美化、净化了环境，自然对身心疾病的康复大有裨益。

香花保健疗法，可根据不同病情，在室内摆设不同的香花 5 盆以上，或指定病人到花圃接触不同的香花，也可在花园内观赏、散步、弈棋、读书、聊天等以怡神悦目、畅达气血、矫治不良情感。下面介绍几种配方，供不同的病者参考。

1. 解郁方 牡丹花、芍药花、桃花、紫罗兰、柠檬花、茉莉花、栀子花、兰花、桂花、迎春花、郁金花等，用于情志抑郁，闷闷不乐的病人。

2. 宁神方 合欢花、菊花、百合花、水仙花、莲花、兰花、茉莉花等，用于烦躁易怒、失眠病人。

3. 定志方 梅花、菊花、迎春花、莲花、水仙花等，用于感情脆弱，意志不坚、多疑不决的病人。

4. 增智方 菊花、薄荷、茉莉花等，使人思维清晰、敏捷、灵活，有利于儿童的智力发育。

5. 醒酒方 葛花、芍药花等，用于慢性酒精中毒。

以上各方所列花种不一定齐备，可根据自己的实际条件选用。香花保健疗法可作为精神康复的一种辅助疗法，适应范围较广，但对某些特殊体质的病人，如有花粉过敏史者，应忌用或慎用。

(十二)疾病防治

疾病防治，是人类养生抗衰延年的主要措施之一。早在两千多年前《黄帝内经》一书中就总结了防治疾病，养生延年的经验，正确指出了"圣人不治已病治未病"的预防理念。以后历代医家论述颇多并日趋完善，尤其是近几十年来，我国又提出了"预防为主，防治结合"的方针，并逐步研究实施，对人类的健康作出了很大贡献。随着国民经济的发展，新药物与免疫制剂的广泛应用，大大地提高人类身体和精神健康。但是，由于大自然中的病毒、细菌等一切使人体致病的有害物质依然存在，难以避免。人类要生存，就要与疾病做斗争，所以防治仍然重要。

1. 未病先防 很多传染病的发生与流行，都有传染源和传播途径及季节性、周期性、长期变异性、暴发性等变化规律，应根据不同的特点，采取必要的措施进行预防。其一，管理好传染源。对家庭成员已传染上疾病的病人，如乙型脑炎、病毒性肝炎、流行性感冒及其他传染病，必经做到“五早”，即早发现，早诊断，早报告，早隔离，早治疗。这对于病人早日康复，防止传染病扩散，具有十分重要的意义。另外，对感染死亡的宠物，应采取焚烧或深埋。其二，应切断传播途径。根据各种传染病的不同措施进行预防，如肠道传染病，着重在饮食上要注意卫生等；呼吸道传染病，要保持室内空气流通，必要时可进行空气消毒，提倡戴口罩。对于虫媒传染病，应大力开展爱国卫生运动，采用药物或其他消毒方法切断传播途径的重要措施。可分随时消毒、终末消毒和预防消毒，其他方法有物理消毒和化学消毒。其三，要保护易感人群，提高免疫力。可以从增强非特异性抵抗力，主要是增强体育锻炼，生活规律，养成良好的卫生习惯，调节饮食，改善居住条件等入手。其他包括人工自动免疫和人工被动免疫两种。人工自动免疫，如活疫苗、死疫苗（疫苗）、类毒素等；人工被动免疫，如毒素、丙种球蛋白、破伤风抗毒素等。健康人免疫接种后，可达到预防某种疾病的作用。目前疫苗种类繁多，在接种时注意禁忌证，有目的、有计划地进行接种，多咨询有经验的防疫医务人员。其四，对某些传染病可服用药物以防止发病，亦称为药物预防，如脑膜炎流行时，可对密切接触者重点用磺胺类药预防。

2. 已病防变　对一些已患病者，要及时治疗，切勿延误，否则后患无穷。众所周知，如病毒性肝炎不及时治疗会变成慢性肝炎、肝硬化、肝癌等，甚则危及生命。再如感冒一症，虽属小恙，若调治不当可引起肺炎、肝炎等。故对患急性病者应注意三早，即早诊断，早治疗，早康复，切勿延误。

3. 慢性病不容忽视　无病预防，有病早治，现已被人们所认识，但有些人常因忽略对慢性病的调治而生命被蚕食。下面就简单地谈谈哪些是属于慢性，其与急性病的区别及简单的对策。

（1）哪些疾病称为慢性病：慢性病与急性病是相对而言的，慢性病是疾病持续发展过程中的一种表现。身体在一定条件下，由于致病因素的关系，使正常生理过程遭到不同程度的破坏，从而引起了复杂而有一定表现形式的病理过程，出现或隐或现的临床症状，使机体对外界环境变化的适应能力降低，活动能力受到不同程度的限制或丧失。决定疾病结局的实质是，致病因素的损害作用与机体对抗这些损害的防御代偿能力之间的矛盾。这一矛盾的双方，在疾病发展过程中不断地斗争着，直至疾病痊愈或患者死亡。疾病的种类很多，表现的症状也极不一致。医疗措施的主要目的是在发挥人的主观能动性的基础上，消除致病因素的危害，并不断加强机体对疾病的防御和代偿能力。中医学对疾病的发生发展称为“邪”和“正”两方面的矛盾过程，在历代医书中早有“邪正相搏”，“邪盛正衰”，“正胜邪退”的记载。因而采取“扶正”、“祛邪”等积极的治疗措施，是人们长期与疾病斗争的经验总结。

至于慢性病与急性病有何特征及其时间界限，似乎没有一个统一的定论。一般来说，人体遭受致病因素损害的开始阶段，正邪相搏十分活跃与激烈，在短期内较快地痊愈或死亡，则可称作急性病。有许多疾病借助显微镜的检查，可发现急性、慢性有截然不同的病理变化，如感染创口等，急性、慢性有截然不同的病理变化，急性感染伤口为中性白细胞浸润，而慢性病则有淋巴细胞浸润和纤维组织增生等特征。但有的病即使发病时间较短，一旦发现就是慢性过程，而没有明显的急性征兆，如冠心病、高血压病等。反之，有的病虽然病程已持续若干个月，但视其病理变化，仍具急性特征，如急性肾炎。所以，急性病与慢性病都有其特征，都有时间界限。至今，有许多病似乎还没有一个统一定论。

(2)急、慢性病的区别

①急性病任何人都得过，但有轻重之分，轻者无损人寿，重者甚至会致命。急性病的致病因子只短暂地作用一下，起病急骤。

例如，跌打损伤、外伤事故、病原体急性感染等，多属外因性疾病，它虽然与体质有一定关系，但一般以外因起决定作用，所以有共同的人群特点，如性别、年龄、职业、居住环境等共性因素。急性病有的来势凶猛，使人迅速致命，有的演变为慢性病或留下后遗症，但大多数人经过邪正相搏之后迅速得到痊愈，不再对机体造成持续性的损害。少数人甚至经历一次急性传染病后，激发和重新调整免疫能力，使患者得到防御功能和代偿能力。

②慢性病对于绝大多数人来说，也几乎是或多或少、或轻或重地罹患过。例如，慢性牙周病、沙眼、皮肤真菌病、慢性胃炎、尿路结石、白内障等慢性病，只不过有的人患过一两种，有的人患过多种而已。一般来说，患病的种数和增龄相关：10～20 岁，每人平均 1 种；21～40 岁，每人平均 2～3 种；41～70 岁，每人平均 3～5 种；71 岁以上，每人平均 7 种以上。其中有的产生主观感觉，如皮肤银屑病；有的惟有医生检查时才能发现，如早期白内障、冠心病；有的则只有尸体解剖才能证实，如内脏某些早期肿瘤；有的虽然终身携带，却不见有多大痛苦，也不见有多大发展；有的虽发展缓慢，而最终危及生命。所以，慢性病对每个人来说，因病种和程度不同，可以从毫无感觉到日夜受到病痛煎熬(如脉管炎等)；有的开始时对生活、劳动毫无影响，但以后随着岁月流逝慢性病对寿命的影响，也与病的种类、疾病的程度和医疗条件等有关。例如，青年人患慢性肾炎，几年后往往死于肾衰竭，现在有了肾透析和肾移植等方法，虽可延长患者十几年甚至几十年的寿命，但也要花上一笔巨款。有的早期恶性肿瘤，如原位癌能及时发现并做有效治疗，则可彻底根治；也有许多病与本人的日常生活调节和合理的自我养护有关，如多数的糖尿病患者能科学地对待，可以和一般健康者同样地工作和生活，但如果不加注意和放弃治疗，在生活、药物、饮食等方面或夹杂其他疾病时不加处理，可迅速恶

化或罹患并发症而危及生命。胆石症、慢性胆囊炎患者，也会因劳累或饮食不当而造成死亡。总之，对大多数人来说，懂得有关疾病的防治知识是十分重要的。

(3)精神情绪与慢性病的关系：慢性病与患者的精神情绪有相当密切的内在联系，有的慢性病病因或基本病因就是精神因素，得了慢性病又会诱发程度不同的消极情绪。精神不健康可诱发许多慢性病，其发生、发展、防治和转归始终与精神因素交织在一起。

中医学认为，七情——喜、怒、忧、思、悲、恐、惊都可致病。现代医学认为，这主要受丘脑和丘脑下部影响，与自主神经功能密切相关。这类病的治疗惟有把心理治疗作为重要措施才有效。这类病常见的有原发性高血压病、心律失常、阵发性心动过速、偏头痛、过敏性鼻炎、溃疡病、溃疡性结肠炎、神经性厌食、神经性呕吐、月经紊乱、性欲减退、甲状腺功能亢进、神经性皮炎、斑秃、瘙痒症和过敏性皮炎等。目前还认为，某些恶性肿瘤与精神情绪也有密切关系。这类病在日常门诊中约占 1/3，女高于男，中青年多见，城市高于农村，脑力劳动者更为常见。尤其是有丧失感、威胁感、不安全感的精神刺激最易致病，像荣誉丧失、丧偶悲哀等为多见。另外，某些人的遗传、心理素质等具有致病的倾向性，如高胃蛋白酶原者易得溃疡病，急躁而不易满足的中年男性易得冠心病。反过来，任何一种疾病的痛苦和失落感也容易诱发消极情绪。这些病在精神情绪不健康的人身上易于加重而不易治愈，往往因精神情绪的崩溃，使治疗棘手。同理，健康的情绪或情绪的康复，以及机体器质性病症的好转，都会使两者转入良性循环。所以，对精神情绪与慢性病要有正确的理解，正确而适当地对待，这对避免慢性病损耗天年，从而获得健康长寿是至关重要的。

(4)针对慢性病的对策

①重在科学预防。有许多慢性病至今病因不明，但绝大多数慢性病的发病原因、病理机制都已基本清楚，这就为我们提供了防治慢性病的理论依据，从而采取一些行之有效的方法。有一些病，如恶性肿瘤、肺结核等，发病早期都有一定预兆和各种症状，但许多患者往往缺乏警惕性，把危重病的信号和不舒服感觉误以为小病小伤，漫不经心，到了体力不支时才去就医，当确诊时已太晚。有一位医师患了癌症，开始只是感到乏力，腹部不适等，自以为是更年期症状，过了两年病重了才去检查，确诊为癌症时已失去手术治疗时机，悔之晚矣。所以，掌握各种慢性病的预防知识、重症病的早期先兆信号和科学的自我防护方法，对减少慢性病患者和提高社会期望寿命，是一条不可忽视的重要途径。

②提倡健康检查。有一些慢性病十分隐匿，毫无主观感觉（症状），对生活、工作也无影响，医生称之为"亚临床型"。这种慢性病如肿瘤、高血压病等相当常见，定期常规检查即能及时发现。如果到了疾病产生明显症状再去检查，往往已失去治疗良机。故提倡定期健康检查，争取时间，及早治疗。有条件的单位每年组织一次体检，一般可发现2%～4%患有急需治疗的疾病。

③克服先紧后松的情绪。坚持积极治疗，是战胜慢性病的重要一环。有许多慢性病刚发现时患者十分紧张，过了一段时间则产生麻痹情绪，这不利于对疾病的根治。例如，高血压、慢性肾炎、糖尿病、系统性红斑狼疮等，一经医生首次确诊，患者往往十分紧张疾病的预后。有的病人和家属悲观失望，惶惶不可终日，因此而食欲缺乏、失眠等，给治疗带来一定的干扰。经医生和病人一番努力后，病情得以缓解，于是有的患者又产生麻痹情绪，将病情看得过于轻松，悄悄自行停药。尤其是某些激素、抗结核药、降压药有较长药效期，患者短期停药不见恶化，误认为"治愈"，结果是促成病情"反跳"，轻则前功尽弃，使体质再次受到摧残，重则

危及生命，后悔莫及。

④积极治疗，消除隐患。人身上的任何慢性病均应力争尽早治愈。有许多慢性病由于起病缓慢，症状不明显，又因为病程长，使患病的人们逐渐产生耐受性，于是熟视无睹，漫不经心。然而，这些明摆着的隐患有时往往酿成大害。例如，沙眼任其存在，不但会传染给家中的幼小儿童，对本人也由于沙眼的逐渐加重造成倒睫、内翻、睑缘炎，甚至导致角膜翳或角膜白斑而失明；脚趾的真菌感染（香港脚），平时不加治疗，有可能扩散为内脏真菌病，或因脚趾皮损而为其他病菌打开感染大门，轻则局部淋巴结、淋巴管发炎（丹毒），重则患败血症而致命；口腔的多种牙病不但使人早衰掉牙，还可扩散而局部化脓破溃，甚至产生败血症。有的慢性病本来就是致命性重症疾病的前奏，如乙型病毒性肝炎，外阴白斑、银屑病和其他许多皮肤病。

⑤振作精神，争取转归。对待许多致命性慢性病，各人的态度不同，其结果迥异。例如，有的人谈癌色变，当发现自己得了癌症，精神崩溃，机体免疫功能也随之受到干扰，对恶性肿瘤防御机制进一步失控，机体失去基本的主观能动性，使药物不能发挥抗癌作用，癌症就会很快恶化。相反，另一种人平时遇事采取科学态度，面对罹患癌症的现实，能冷静地正确对待，使体内照常发挥最佳的防御和代偿作用，坚持正常饮食生活，保持体内高度平衡，使各种治疗措施都得以发挥作用，有的还辅以气功等方法进行治疗，就有可能获得意料之外的痊愈转归。这是对待慢性病的最佳选择。

4. 滥用抗生素弊大于利 抗生素被公认为20世纪最伟大的医学发明，它的发现使人类寿命平均延长至少10年，应当说是非常了不起的。抗生素真正用于临床是1941年，青霉素首先被发现，当时称它为“魔蛋”，是非常有效的药物。使用量小，见效快，但现在用几百万单位效果也不是很好，这就是耐药性。抗生素前30年应用比较好，后30年由于没有合理使用而造成了诸多耐药性等不良后果。目前，临床上滥用抗生素情况在国内外相当普遍，我国情况较为严重，这主要是医生和病人有同样的心理，觉得不用点抗生素就不放心，而且药物越新越贵越好，当然合理用药是必需的，但有时病人只是患了由病毒感染引起的伤风感冒，抗生素对病毒根本无效，就不必常规使用抗生素。抗生素用之不当不仅造成经济浪费，而且会出现不良反应，抗生素的反应有的还很严重，如青霉素、头孢菌素类的过敏反应，链霉素、庆大霉素对耳、肾的毒性，红霉素类对肝脏的毒性，更重要的是抗生素可促使细菌产生耐药性，如抗生素在预防和治疗上应用不当还可使并发症增多。

抗生素本身是药物，广泛使用后可产生很多不良反应，比如小儿用了庆大霉素、阿米卡星可导致耳聋，成人使用可能对肾脏损害；再如喹诺酮类药物影响小儿骨骼发育等。不少医生给患者使用大量抗生素，有可能会成为“耐药一族”，有重病时再应用抗生素就产生耐药而贻误病情了。

5. 寻医问药 病人到了医院，不知找哪科医生诊治好。应根据临床表现和病变部位选科诊治，如牙痛应选口腔科医师诊治；发热、咳嗽应请内科医生诊治……另外，还应当注意选择医疗单位设备好和医疗技术水平高的就诊。某些专科疾病应选择医德高尚，有一定临床经验的专科医师诊治。勿信巫婆、游医，以免伤财误命。

（十三）常见病症食疗与药物疗法

饮食保健是通过合理膳食而促进人体健康的一种方法，又称食疗。药物保健疗法是用药品（包括中西药）来预防和治疗疾病的一种方法。这两种方法都是劳动人民和医药学家长期摸索和医疗实践中得来的经验，如我国早在秦汉以前对食疗就有一定认识，后来逐步形成了一整套的理论体系，药物保健方法亦是如此。下面就简单介绍目前最常见的几种多发病的食药疗法，供读者参考用之。

1. 感冒 感冒有普通感冒和流行性感冒之分，是一种急性呼吸道传染病，主要是由病毒感染引起。一年四季均可发生，临床表现不一，多数有发热、咳嗽、鼻塞、流涕，头身疼痛等症状，重者可出现恶心、呕吐、腹泻，高热时可出现谵语，躁动不安，甚则昏迷。

【食疗方法】 用生姜 50 克切片，大葱 3 根洗净、切碎，加粳米适量，煮粥服之。服后卧床休息，令其发汗可愈。

【药物疗法】

(1)西药：西药治疗感冒没有特效，用药的目的在于减轻病人的痛苦及预防并发症的发生。初期，可服速效感冒胶囊，每次 2 粒，每日 3 次。发热、头痛，可加复方阿司匹林或对乙酰氨基酚(扑热息痛)，每次 0.5 克，温开水送服，热退后停用。咳嗽加服枸橼酸喷托维林(咳必清)，每次 25 毫克，每日 3 次。流行性感冒加服抗过敏药，如苯海拉明，每次 25 毫克；或氯苯那敏(扑尔敏)，每次 4 毫克，每日 2～3 次。

(2)中药：中药对感冒有可靠的疗效。一般根据不同的临床表现，分风寒、风热两种证型进行治疗。

感冒多有发热、畏寒，但以畏寒明显，头痛无汗、鼻塞、流清涕，有时咳嗽、喷嚏，全身疼痛，舌淡、苔白、脉浮紧，称为风寒感冒。较轻者，可用葱白 3～7 根，生姜 3～5 片，每日 1 剂，水煎分 2 次服；重者服九味羌活丸，每次 1～2 丸，每日 2 次。

若感冒发热重，畏寒轻，头痛，出汗，鼻塞，流黄涕，咳嗽，咳黄痰，口干咽痛，舌边尖红，苔薄黄，脉浮数，为风热感冒。以发热、咽喉疼痛为主者，可服银翘解毒丸、羚翘解毒丸，每次1～2丸，每日2次；以咳嗽为主者，可服桑菊感冒片，每次4～8片，每日2～3次。

2. 支气管炎 支气管炎分为急性和慢性两种。

急性支气管炎是由于感染或物理、化学刺激引起的支气管炎症。其临床表现为疲倦、头痛、发热、全身酸痛、有刺激性咳嗽，伴胸骨后疼痛。开始为干咳，1～2天后咳痰增多，吐黄色黏稠痰，有时痰中带血。X线检查大多正常。

慢性支气管炎的病因很复杂，可分为内在因素和外在因素。内在因素多因机体抵抗力降低和体质过敏；外在因素如寒冷、气温骤变、空气污染、长期吸烟、感冒或接触花粉、尘埃等致敏原，都可促发本病。慢性支气管炎多见于中老年人，男多于女，病程缓慢。早期病人只在冬季咳嗽，痰多为黏液性，夏季缓解。如果刺激因素长期存在，症状可逐渐加重；长年咳嗽，咳痰量多，以泡沫痰多见。受冷或气候转冷时加重，夜晚和早晨较剧烈。继发感染时，可咳脓痰，发热，气喘等。

【食疗方法】 杏仁(去皮壳)10个切碎，桑白皮15克，蜜枣、山药各30克，粳米50克，冰糖20克。煮粥服食。

【药物疗法】

(1)西药

①急性支气管炎。干咳无痰，可服可待因15～30毫克，每日3次；如果痰黏稠不易咳出，可服溴已新(必嗽平)8～16毫克，每日3次。伴有发热，全身疼痛，可加服复方阿司匹林，每次1～2片，每日3次。血象增高时，可肌内注射青霉素80万单位，每日3次(先做皮试，阴性者方可使用)；链霉素0.5克，每日2次，或口服螺旋霉素0.3克，每日3次。

②慢性支气管炎。祛痰可选用溴已新8～16毫克，每日3

次;或服氯化铵 0.3～0.6 克,每日 3 次。继发感染,可服复方新诺明 2 片,每日 2 次;急性发作时,可肌内注射青霉素、链霉素,此两种药物在注射前须做过敏试验。在缓解期间可服用抗生素进行预防性治疗,如头孢氨苄胶囊 0.5 克,每日 3 次,每周服 3～4 日,可减轻发作程度。

(2)中药:选用中药治疗本病,可分为 2 种情况选方用药。

①寒性咳嗽。其特点是咳痰量多,色白清稀,易咳出,往往因受寒引起。多伴有发热发冷,以发冷明显,口不渴,胸闷,舌淡,苔白腻,脉滑等。常用药物有清气化痰丸,每次 2 丸,每日 2 次。

另外治疗本病的中成药很多,如蛇胆川贝液、川贝枇杷糖浆、支气管炎片等。

②热性咳嗽。患者多有体温升高,咳嗽痰多、色黄黏稠,舌红苔黄,脉滑数等。中药可选用"麻杏石甘汤"加黄芩、金银花各 10 克,桑白皮 15 克,水煎服,每日 2～3 次,重则需到医院就诊。

3. 急性胃炎 急性胃炎是指各种原因所致的急性胃黏膜炎症改变。主要症状是上腹部不适、疼痛、恶心、呕吐等,伴有肠炎性腹泻,大便如水,又叫急性肠胃炎。严重者可出现发热,脱水等,一般病程短、数天内可以痊愈。

【食疗方法】 蒲公英粥,取蒲公英(鲜)30 克,洗净,切碎,加粳米适量,煮粥吃。呕吐重者,加生姜片,同煎服;腹痛者,加萝卜 2 个。

【药物疗法】

(1)西药:主要是对症处理。腹痛者,可口服阿托品每次 0.3～0.9 毫克,或溴丙胺太林(普鲁本辛),每次 15 毫克,每天 3 次。细菌感染引起者,可服黄连素 0.3 克,每日 3 次。呕吐者,可服多潘立酮(吗丁啉)每次 20 毫克,每日 3 次。

(2)中药:湿热型胃痛,症见发热、呕吐、身体倦怠、大便溏泄者，可服藿香正气水2支，每日2次。积滞型胃痛，症见呕吐酸腐性食物，腹痛饱胀，食欲差者，可服保和丸，每次2丸，每日2次。

4. 慢性胃炎 慢性胃炎是胃黏膜的慢性炎症改变。本病比较常见，病程长，症状持续或反复发作。临床表现缺乏特异性症状，多数病人可无症状，只是在胃镜下才被发现。有些病人消化不良、纳食少，饭后饱胀，嗳气，或有烧灼感，吐酸水，精神疲乏，身体衰弱。

【食疗方法】 菱角仁50克，橘皮20克，花椒4克，糯米50克，煮粥服食。

【药物疗法】

(1)西药：西药主要是对症处理。消炎用黄连素0.3克，或呋喃唑酮(痢特灵)0.1克，每日3次，连用2周，需间歇2周再用。胃酸缺乏者，可用胃蛋白酶合剂10毫升，每日2次，饭前服。保护胃黏膜，可用甘珀酸(生胃酮)50毫克，每日3次。疼痛发生时，可服阿托品0.3毫克，每日3次。

(2)中药：中医将慢性胃炎分为肝胃气滞、脾胃虚寒，胃阴不足3种类型进行治疗。肝胃气滞常见胃脘闷胀或疼痛，反酸，嗳气，呕吐，当情绪不快时，症状加重，可服逍遥丸，每次6～9克，每日2～3次。脾胃虚寒常以胃脘痛，喜温喜按，怕冷为特征，可服附子理中丸或香砂养胃丸，每次9克，每日2次。胃阴不足常见胃脘不适，口干，食欲减退，可用沙参10克，麦冬15克，玉竹10克，生地黄15克，每日1剂，水煎分2次服。

5. 胃、十二指肠球部溃疡 胃或十二指肠黏膜被腐蚀，形成凹下去的圆形创面，就是胃或十二指肠球部溃疡。临床最常见症状为疼痛。疼痛的部位在上腹正中或稍偏左侧，进食后0.5～1.5小时发生，持续2小时消失，至下次进食后疼痛又出现，多为胃溃疡；疼痛在进食后2～4小时出现，为十二指肠球部溃疡。除疼痛外，还伴有嗳气，吐酸水，呃逆等，以冬春季节症状明显。

【食疗方法】 白及65克，枳壳5克，鸡蛋壳45克。3味共研末，装猪肚内煮熟，分数次服用。疗效甚佳。

6. 高血压病 高血压病是可引起心、脑、肾、血管等器官的病变，又称原发性高血压。高血压病人的血压一般超过140/90毫米汞柱，病程可分为3期。其症状表现不一，早期有头痛、头晕、头胀、耳鸣、心慌、睡眠不好、易疲倦、乏力、烦躁不安，尤其头痛比较常见，晚期症状多与心、脑、肾的功能障碍有关，可见心慌、气短、胸闷、面部及下肢水肿，尿里有少量蛋白和红、白细胞；也有的病人突然剧烈头痛，呕吐、视物模糊、烦躁不安，语言不清，半身麻木，心慌、气短，这是高血压危象。

【食疗方法】 ①荠菜、芹菜烧汤食用。②青桐叶泡茶常饮之。③莱菔子适量煎汤，代茶常饮之。

【药物疗法】

(1)西药

①Ⅰ期高血压。舒张压波动在90～140毫米汞柱，休息后可降至正常，无心、脑、肾或眼底病变。可服基础降压药，如降压灵，每次4毫克，每日3次；或利舍平，每次0.25毫克，每日3次；或氢氯噻嗪(双氢克尿塞)，每次25毫克，每日2次。

②Ⅱ期高血压病。舒张压超过110毫米汞柱，但无心、脑、肾或眼底病变。除用上述镇静药外，一般可联合应用2种以上的基础降压药，如无效，可配用帕吉林(优降宁)，每次10毫克，每日3次；胍乙啶，每次10毫克，每日3次。

③Ⅲ期高血压病。舒张压在110毫米汞柱以上，伴有心、脑、肾或眼底病变，须到医院救治。高血压病的降压应当和缓，如降压过快，反而会使病情加重。

(2)中药：如见头目眩晕，头痛脑涨，失眠，烦躁耳鸣，可服用牛黄降压丸，每次2丸，每日2次；如面红目赤，大便干，小便黄，可加服当归龙荟丸，每次9克，每日2次；如腰酸腿软，耳鸣，可服杞菊地黄丸，每次1丸，每日2次。

7. 冠心病 冠心病是由于冠状动脉发生了粥样硬化，动脉管壁逐渐增厚变硬，使管腔变得狭窄，有的分支甚至闭塞时，导致供应心脏的血液量减少而引起的心脏病，称为冠状动脉粥样硬化性心脏病，简称"冠心病"。冠状动脉硬化程度轻，对心肌无明显影响，这时可无症状，仅在心电负荷试验或冠状动脉造影时才有异常发现。如果冠状动脉硬化程度较重，当心脏工作量增加时(如剧烈运动)，心脏的血液供应就不满足，因而产生心绞痛、心律失常和心力衰竭。典型的心绞痛呈心前区压榨感或撕裂感，或针刺、刀割样疼痛，每次发作时间1分钟至数分钟，服用硝酸甘油可在2～3分钟内缓解。如果冠状动脉较大的分支不完全或完全堵塞时，相应的心肌得不到血液供应，就会发生心肌梗死，比较典型的症状是突然发生持续性心前区或心窝部剧烈疼痛，持续时间长，含硝酸甘油不能缓解，同时还感到胸闷憋气，出冷汗，肢凉，血压降低，严重者可发生心力衰竭，甚至猝死。此外，也常引起各种心律失常。

【食疗方法】

(1)蘑菇50克，大枣7枚。共煮汤服，每日1次。

(2)山楂40克(鲜者60克)。煎汤代茶饮，每日数次。

(3)米醋适量，每晚浸泡花生仁10～15粒，第二天早晚连醋一起服下，疗程不限。

【药物疗法】

(1)西药：治疗冠心病的药物很多，可根据病情酌情选用。

①抗心绞痛药物。常用的是硝酸甘油片舌下含化，每次0.5毫克；也可口服硝酸异山梨酯(消心痛)，每次5～40毫克，每日3次；或硝苯地平(心痛定)，每次10～20毫克，每日3次。

②抗心律失常药物。常用的有美西律(慢心律)、维拉帕米(异搏定)等。

③降血脂药物。常用的有烟酸肌醇,每次 0.4～0.6 克,每日 3 次。

近年来国内外报道,每日口服阿司匹林 0.6 克,有预防脑血栓和心肌梗死的作用。

(2)中药:冠心苏合丸治疗心绞痛效果很好,一般服后半小时,胸闷、心前区疼痛的症状即减轻或消失。或速效救心丸,每次 5 粒,每日 3 次。其他还有宽胸气雾剂、天王补心丹、复方丹参片、舒心口服液、补心气口服液、滋心阴口服液、生脉注射液、心通口服液等,可酌情选用。

8. 糖尿病 糖尿病是因胰岛素分泌不足而引起的以糖代谢紊乱,血糖升高为主的一种慢性病。1 型糖尿病,多见于青少年,为胰岛素依赖型;2 型糖尿病多见于中年以上人群,早期及轻型病人可无症状,仅体态肥胖,脸色红润,食欲旺盛,往往体格检查时偶然发现少量尿糖,或有了某些并发症后才被发现。典型病人具有多饮、多食、多尿的"三多"症状,病久则身体消瘦,另外有周身乏力等。空腹尿糖阳性,空腹血糖超过 126 毫克%。另外,还可引起许多并发症,如酮症酸中毒、感染等。

【食疗方法】

(1)南瓜 300 克,煎汤服,早晚各 1 次,连服 1 个月后,病情稳定,再隔日 1 次。

(2)鲜菠菜根 200 克,干鸡内金 30 克。水煎服,每日 2～3 次。

(3)鲜马奶 500 毫升,每日饮 1 次。

【药物疗法】

(1)西药:可服二甲双胍,每次 25～50 毫克,每日 3 次,饭前服。如效果不满意,可服用格列本脲(优降糖),每次 5～10 毫克,每日1次，饭前服。如果口服降糖药效果不好，或重症糖尿病出现酮症酸中毒、急性感染时，则宜采用胰岛素治疗，但要在医生指导下进行。

(2)中药：中药治疗有一定的效果。如多饮、多食、易饥、小便量多色黄，大便干，可服玉泉丸，每次60粒，每日3次；或消渴丸，每次5～10粒，每日3次。如果口渴多饮，小便频数，头晕腰酸，可服六味地黄丸，每次10丸，每日2次。另外，可加服"天安糖素"Ⅰ号、Ⅱ号，每次2粒，每日3次。

9. 支气管哮喘 支气管哮喘是一种较常见的呼吸道过敏性疾病。多因吃了鱼虾海鲜，或嗅到某种气味（如花粉、雾气等），或因受凉而突然发作。发作前可先有鼻痒，打喷嚏，流清涕、咳嗽等先驱症状。发作时气喘憋气、呼吸困难、不能平卧、喉间痰鸣、痰难咳出、口唇发绀，夜间较重，严重时手足冰冷、恶心、呕吐。缓解期可有轻度咳嗽、咳痰、呼吸稍觉困难。

【食疗方法】

(1)麻雀（去肠杂）3只，冬虫夏草6克，生姜50克。加水适量煮熟，调味食服。每周3次，15周为1个疗程。

(2)白萝卜（去皮）100克，蜂蜜适量。水煎服，每日1次，连服20剂，可基本治愈。

(3)鲜胎盘，加水和调味品煮熟服食，常服必效。

【药物疗法】

(1)西药：发作时，首先服用氨茶碱，每次0.1～0.2克，每日3次；或用沙丁胺醇（舒喘灵）气雾剂吸入，每次喷1～2次，每日3次，重复使用需间隔2小时，若吸入2次无效不可再用。有呼吸道感染，适当应用青、链霉素（用前须做过敏试验）。痰稠难咳出者，可服溴已新（必嗽平）8～15毫克，每日3次。如哮喘持续状态，应立即送医院救治。

(2)中药:中药分寒哮、热哮进行治疗。如哮喘伴有发冷、鼻塞,流清涕、喉痒、咳痰清稀者,为寒哮,可服用贝母止咳丸或通宣理肺丸,每次2丸,每日2次。如哮喘伴有发热,口渴,咳痰黄稠,面红,大便干,为热哮,可服用竹沥达痰丸,每次6~9克,每日2次。

10. 病毒性肝炎 病毒性肝炎是由肝炎病毒引起的一种流行较广的消化道传染病,有甲型、乙型、丙型、丁型等。甲型肝炎主要通过消化道传染,其发病急性者多,多呈黄疸型,预后较好。乙型肝炎主要通过母婴垂直传播,以及精液、血性分泌物传播,多呈慢性发病,以无黄疸型多见。急性无黄疸型肝炎主要表现为全身乏力、食欲缺乏、腹胀、肝区痛、恶心呕吐。急性黄疸型肝炎除上述症状外,巩膜、皮肤出现黄疸,早期在化验时才可发现。典型症状有食欲缺乏,疲乏无力,肝区疼痛,腹胀厌油,肝功能异常等。

【食疗方法】

(1)泥鳅250克,豆腐100克,加水适量文火煮炖,加入调味品,每日食用。

(2)绿豆15克,赤小豆15克,洗净,以冷水泡一夜,入锅内煮烂加白糖调味,即可食用。

(3)黄花菜30克,与羊肉炖服食。

(4)鲜白蘑菇煮汤,天天服食。

【药物疗法】

(1)西药:无特效治疗,一般仅对症处理。恶心呕吐的病人,可服用甲氧氯普胺(胃复安),每次5~10毫克,每日3次。进食过少者,静脉滴注10%~15%葡萄糖注射液1 000~2 000毫升,酌加维生素C 1~2克及维生素B_6 50~100毫克,氯化钾1~2克。腹胀者,可用多酶片、淀粉酶、干酵母等。肝区痛者,可服苯海索(安坦),每次2毫克,每日3次。黄疸者,可采用维生素AD注射液0.5毫升，肌内注射，每日1次，连用7～14次。乏力明显者，可试服能量合剂及葡醛内酯(肝泰乐)，每次0.1～0.2克，每日2～3次。血清转氨酶升高长期不降者，用维丙胺80毫克，肌内注射，每日1次，疗程2～4周。

(2)中药：中药治疗肝炎有一定的效果，可分为以下几型调治。

①湿热熏蒸型。面目皮肤发黄，色鲜明如橘子皮色，口苦口干、不欲饮食、倦怠乏力，大便干，小便黄。可用茵陈蒿汤，每日1剂，分2次服，或用龙胆泻肝丸，每次1丸，每日3次。

②肝气郁滞型。胸闷不舒、喜叹息，两胁胀痛、腹胀；可用逍遥丸，每次6～9克，每日2次；或用舒肝丸，每次1丸，每日3次。

③湿邪困脾型。两胁闷痛、脘闷腹胀、恶心呕吐，口淡无味黏腻，身体沉重，大便稀薄，可服平胃散，每次1袋，每日2次。

④脾虚肝郁型。身体虚弱、两胁胀痛、食欲缺乏，大便稀软，腹胀满闷等，可用强肝丸，每次1丸，每日2次。

⑤热毒炽盛型。高热不退，口渴，黄疸迅速加深，脘腹胀满，大便秘结，小便黄赤，神昏谵语、抽风、便血、衄血等，可用茵栀黄注射液10～30毫升加入10%葡萄糖注射液500毫升，静脉滴注；另用紫雪丹1.5～3克或安宫牛黄丸1丸，口服或鼻饲。病情重则去医院就诊。

11. 肺结核　肺结核是常见的慢性呼吸道传染病，主要由结核菌感染引起，由呼吸道传播。根据症状和病理不同，可分为五型：原发型肺结核、血行播散型肺结核、浸润型肺结核、慢性纤维空洞型肺结核、结核性胸膜炎。其症状有不规则低热，午后面颊潮红，夜间熟睡时出汗，咳嗽咯血，胸痛，精神不振，不想吃饭，消瘦，心烦、失眠等。

【食疗方法】

(1)鸡蛋1枚，白及粉5克，调匀后蒸熟一次吃下，每日1次。

(2)百合50克,水煎服,每日1次。

(3)紫皮蒜30克,黏小米30克。先将小米煮好粥后再将蒜放入,煮熟服食,每日2次。

【药物疗法】

(1)西药:应采用2种以上有效的抗结核药物联用。首选异烟肼,每日300毫克,顿服。利福平加异烟肼6～9个月短程疗法效果比其他药物联合为优,每日450～600毫克,饭前1小时顿服。联用链霉素(须做过敏试验),每日0.75克,肌内注射,每日1次。其他药物如乙胺丁醇、卡那霉素等,都可酌情选用。

(2)中药:中药治疗肺结核不仅能减轻症状,而且还可改善人体的一般状态。临床上分为三型:

①肺阴亏损型。干咳少痰,或痰中带血,下午低热、盗汗、颊红、口干舌燥等,可服百合固金丸,每次1丸,每日2次;或服养阴清肺丸,每次1丸,每日2次。

②肺脾虚弱型。气短、咳嗽有痰、胸闷、食欲缺乏、疲乏无力、语言低弱、面色无华、怕冷等,可服四君子丸,每次1丸,每日2次。

③气阴两虚型。咳嗽少痰,或痰中带血、神疲乏力、脸面潮红、盗汗或自汗、食欲缺乏等,服生脉口服液,每次5～10毫升,每日2次。

12. 急性肾炎　急性肾炎又称急性肾小球肾炎,是一种以肾脏病变为主的感染后免疫反应性疾病。往往先有感冒、喉痛或扁桃体炎,在1～3周内出现尿量减少,颜色深而混浊,有时似洗肉水样,同时有水肿,先见于眼皮和脸部,继则全身水肿,甚则出现胸、腹水,此时感到气急和腹胀。

【食疗方法】

(1)雄鸭(洗净)1只,猪蹄200克,同炖熟后,低盐,每天分2～3次服食。隔日1次,连服10天。

(2)赤小豆 60 克,洗净后备用。母鸡 1 只,去毛及肠脏,洗净,将赤小豆放入鸡腹内,入锅内加清水适量,放适量调味品煲熟后即可食用。

(3)赤小豆 60 克,冬瓜 500 克,煮汤后分 3 次服用。

【药物疗法】

(1)西药:控制和消除感染病灶,首选青霉素 80 万单位(须先做过敏试验),肌内注射,每日 3 次,14 日为 1 个疗程。水肿明显者,可服氢氯噻嗪(双氢克尿塞),每次 25 毫克,每日 3 次。如果服用利尿药后血压仍不降,加服复方降压胶囊,每次 1～2 粒,每日 3 次。

(2)中药:中医分 3 种类型进行治疗。

①风寒型。初起恶风寒,发热、咳嗽,继则全身水肿、尿少。可用麻黄、防己、杏仁各 10 克,车前草 15 克,荆芥、防风各 8 克,每日 1 剂,水煎分 2 次服。

②风热型。发热不怕冷,咽喉疼痛,头面水肿,尿少色黄。可用浮萍、蝉蜕各 10 克,地肤子 12 克,冬瓜皮 20 克,白茅根 15 克,车前草 15 克,每日 1 剂,水煎分 2 次服。

③湿热型。发热、口干口苦、怕热喜冷、水肿、尿少。可用白茅根、赤小豆、赤茯苓各 30 克,蒲公英 15 克,每日 1 剂,水煎分 2 次服。常用的中成药有:肾炎四味片,每次 4～6 片,每日 3 次;或三金片,每次 4 片,每日 3 次。

13. 慢性肾炎 慢性肾炎又叫慢性肾小球肾炎,一般由急性肾炎转化而来,多数病人的病因与细菌、病毒、药物在体内引起的变态反应有关。可分为 3 个类型:一是普通型,水肿、血尿和高血压等均很明显,头昏乏力,腰酸腿软,小便化验可见尿蛋白、红细胞。二是肾病型,水肿为此型的主要症状,尿检查可发现大量蛋白,导致血浆白蛋白下降。三是高血压型,水肿及其他症状不明显，血压持续升高，一般在 160～180/90～110 毫米汞柱，经常头痛、头晕、视力障碍等，可伴有贫血。

【食疗方法】

(1)黑鱼 1 条，去肠杂，紫皮大蒜 2 头与黑鱼共煮吃，连服 2 周。

(2)花生仁 60 克，大枣 60 克，煎浓汤代茶常饮。

【药物疗法】

(1)西药：首先选用泼尼松，每次 30 毫克，每日 2 次，症状减轻后改为维持量，每日 10～15 毫克，持续 1 年左右。在应用上药治疗 1～2 周后，加服环磷酰胺 50 毫克，每日 3 次，为减少蛋白尿，可服用吲哚美辛(消炎痛)，每次 75～150 毫克，每日 1 次，疗程半年以上。另外，水肿明显者，可服氢氯噻嗪(双氢克尿塞)与普萘洛尔(心得安)；血压升高，可加用可乐定、甲基多巴等。

(2)中药：中医分为 4 种类型治疗。

①脾肾气虚型。头晕、腰酸、乏力，面色㿠白，可服参苓白术散，每次 10 克，每日 2 次。

②气血两虚型。有头晕、眼花、乏力，可服用十全大补丸，每次 9 克，每日 3 次。

③阳虚水泛型。水肿、腹胀、尿少、怕冷、口不渴，可服济生肾气丸，每次 3 克，每日 3 次。

④肝肾阴虚型。头晕眼花、腰酸腿软、手足心热或烦躁易怒、头痛头胀，可服用六味地黄丸，每次 9 克，每日 2 次。

14. 高脂血症　高脂血症是指血液胆固醇和三酰甘油的浓度超过了正常值。影响胆固醇的因素主要有 3 方面。一是饮食，过多食用脂肪，特别是胆固醇含量丰富的食物，会使血胆固醇水平上升。二是体重，饮食营养过于丰富，热能过高，会使体重增加，胆固醇随着上升。三是精神紧张、吸烟、大量饮咖啡，均可使血胆固醇升高。另外，有些病人可能与遗传有关。正常人血液中含有胆固醇 110～

220毫克%;三酰甘油20～110毫克%,高脂血症则血胆固醇高于230～250毫克%,三酰甘油高于130～150毫克%,其中一项或两项增高,一般无明显症状,偶有短暂胸闷憋气。

【食疗方法】 生山楂每次6个,每日1～2次,常吃必效。

【药物疗法】

(1)西药:可服益寿宁,甲丸每次服3粒,乙丸每次服1片,每日3次,饭后服,一般用药1～2个月后血脂下降;或服烟酸,开始每次0.1克,逐渐增加,在2～3周后增至1～2克,每日3次,饭后服;或服烟酸肌醇,每次0.2～0.6克,每日3次,连续服用1～3个月。

(2)中药:可用生何首乌、菊花、熟地黄、麦冬、夜交藤、沙参、生山楂、玄参、合欢皮各15克,白芍、鸡冠花各10克。每日1剂,水煎分2次服。或服血脂宁,每次1丸,每日3次。首乌片,每次5片,每日3次。另外,决明子、何首乌、桑寄生、芹菜子等均有降低血胆固醇的作用,可任选一种,每日煎服15～30克。

15. 肥胖症 肥胖是由于代谢失调而造成脂肪组织过多而形成,一般认为体重超过标准20%即为肥胖。单纯性肥胖,脂肪的积聚,女性以下腹、四肢(下肢为主)、臀部、乳房为主;男性则以颈、头、躯干为主。除肥胖外,往往出汗多,易疲劳,工作能力下降,或轻度水肿、腹胀等。另外,肥胖还容易患高血压、高脂血症、糖尿病等。

【食疗方法】 向日葵壳50克,煎汤代茶饮,数日必效。

【药物疗法】

(1)西药:仅作为辅助治疗,可饭前服用苯丙胺,每次5～10毫克,每日1～2次。现已很少应用。

(2)中药:有一定的效果。中成药如防风通圣散,每次9克,每日3次。亦可服用黄芪、防己、白术、川芎、制首乌各15克,生山楂、丹参、茵陈、水牛角各30克，生大黄9克，水煎成150毫升，分2次服；服药时间一般在4周以上。

16. 贫血 贫血是一种红细胞数量减少和血红蛋白浓度降低的疾病，比较多见，儿童发病率高。贫血可分为4种：缺铁性贫血，巨幼红细胞性贫血，再生障碍性贫血，失血性贫血。再生障碍性贫血难在家中进行治疗。失血性贫血要针对引起出血的原发病进行治疗。贫血最常见的症状是头晕，乏力，容易疲劳，耳鸣眼花，面色苍白，心慌、食欲缺乏，失眠，注意力不易集中，记忆力下降，严重者可有低热，心力衰竭。其中面色苍白、没有光泽、头昏乏力是贫血最早期的表现，根据上述症状，结合红细胞、血红蛋白、白细胞及其分类、血小板等实验室检查，可以作出贫血及贫血类型的诊断。

【食疗方法】 桂圆10个，大枣7枚，粳米适量，煮粥吃。

【药物疗法】

(1)西药

①缺铁性贫血。确诊本病后应查明病因，及时治疗原发病。口服铁剂价廉方便，是治疗缺铁性贫血的有效药物。硫酸亚铁最常用，每次0.3～0.6克，每日3次，2～3个月为1个疗程。先小剂量开始，或于饭后服用，以减少肠道反应。为增加铁的吸收，可同时服用维生素C，每次0.1克，每日3次。忌饮茶。

②巨幼红细胞性贫血。可服叶酸10毫克，每日3次；或肌内注射维生素B_{12}，每次0.1毫克，隔日1次。一般治疗6～8周时血红蛋白等可恢复正常，此时即可停药。

(2)中药：治疗贫血的中药很多，可选择应用。贫血且有心慌、失眠者，可服归脾丸，每次6～9克，每日3次。贫血且有腰酸腿软，眼花耳鸣者，可服用首乌片，每次5片，每日3次。贫血身体虚弱，容易疲劳，四肢乏力，可服用十全大补丸，每次2丸，每日

2次，长期服用可收到明显效果。

17. 坐骨神经痛 坐骨神经痛是指坐骨神经分布区域内（即臀部，大腿后侧，小腿后外侧和脚的外侧面）的疼痛。坐骨神经痛分为原发性和继发性2类。原发性坐骨神经痛即坐骨神经炎，原因未明。继发性坐骨神经痛，是坐骨神经受邻近病变（如腰椎间盘突出、髋关节炎）的压迫或刺激而引起。患者因受凉或在潮湿的环境下久居而发病。本病多见于中年男子。临床表现：疼痛由腰部、臀部或髋部开始，向下沿大腿后侧、腘窝处、小腿外侧和足背扩散，呈烧灼样或针刺样疼痛，咳嗽、屏气用力时疼痛加重，夜间常较白天厉害。除疼痛外，有发麻等感觉，大腿后方及小腿的肌肉松软无力，日久可有轻度萎缩。

【食疗方法】

(1)狗腿骨不拘多少，薏苡仁50克。煎汤吃。

(2)桑枝100克，白酒500毫升，泡20天后服，每日2次，每次饮2杯。

【药物疗法】

(1)西药：可服用止痛药，如保泰松，每次0.1克；或吡罗昔康（炎痛喜康），每次20毫克，每日1次；或芬必得，每次300毫克，每日2次。或用泼尼松龙25毫克，加入1%～2%利多卡因5～10毫升，做痛点注射，每周1次，5周为1个疗程。

(2)中药：可服用小活络丹，每次2丸，每日2次；也可用桂枝、炙甘草、制乳香、延胡索、牛膝、千年健各9克，赤芍、白芍、木瓜、鸡血藤各15克，川续断、伸筋草各12克，制川乌6克。每日1剂，水煎分2次服。或服独活寄生丸，每次9克，每日2次。

18. 脑卒中 脑卒中是一种急性脑血管疾病，起病急，病情凶险。可分为缺血性脑卒中和出血性脑卒中。缺血性脑卒中可分为：短暂性脑缺血发作，脑血栓形成和脑栓塞；出血性脑卒中包括高血压性脑出血和蛛网膜下隙出血。缺血性脑卒中,发病前多有肢体麻木,活动不灵,头晕,语言不清,视物模糊;常于睡眠中或清晨发病,多表现半身瘫痪,感觉丧失,失语或言语单纯,吞咽发生呛咳、眩晕等。出血性脑卒中,发病前多有头晕头痛,手足不灵等先兆,发病时常突然一侧头痛、呕吐,很快昏迷,半身瘫痪,面色潮红,大小便失禁,呼吸时鼾声,死亡率较高;蛛网膜下隙出血则表现为剧烈的头痛,面色苍白、冷汗、呕吐、颈项强直等,脑血管造影、头颅 CT 扫描等可以帮助确诊。

【药物疗法】

(1)西药:缺血性脑卒中和出血性脑卒中的治疗有本质的区别。用药要在医生的指导下进行。

①缺血性脑卒中。首先用低分子右旋糖酐 250～500 毫升,静脉滴注,每日 1 次。连用 1～2 周后,用双嘧达莫(潘生丁)每次 50 毫克,阿司匹林每次 60 毫克,每日 3 次,口服。

②出血性脑卒中。应立即用 20%甘露醇 250 毫升,每 6 小时快速静脉滴注 1 次,必要时加入地塞米松 20 毫克,病情好转并稳定后逐渐停用。另外,还要服用细胞营养药,如 ATP、细胞色素 C,B 族维生素及吡拉西坦(脑复康)等。重则去医院救治。

(2)中药:病人昏迷,如烦躁、面红、抽搐,可灌服或鼻饲安宫牛黄丸,每次 1 丸,每日 1～2 次,直至神志清醒;如面色苍白,烦躁出汗,可灌服或鼻饲苏合香丸,每次 1 丸,每日 1～2 次,神清后停用。如神志清楚,昏迷清醒后病情稳定,半身不遂,可服大活络丹,每次 1 丸,每日 3 次。或华佗再造丸,每次 1 丸,每日 3 次,或脑卒中回春丸,每次 9 克,每日 3 次。

19. 细菌性痢疾 细菌性痢疾是由痢疾杆菌所致的一种常见肠道传染病,有急性和慢性之分,多发生于夏秋季节。主要表现为起病很急,先有发热、怕冷、头身不适,食欲缺乏等;随即腹痛,多为黏液性脓血便，每天可达几十次，腹痛明显，有里急后重感。一般1～2周症状可消退。如治疗不当或延误治疗可转为慢性，病情反复发作或持续不愈，超过2个月以上即称慢性痢疾，如遇饮食不节、受凉或疲劳，可引起急性发作。

【食疗方法】

①马齿苋100克，煎汤，加红糖适量冲服。

②红白茶各100克，水煎，代茶饮之。

【药物疗法】

(1)西药：对急性病人要进行彻底和合理治疗，以防止转为慢性。可选用泻立停，每次2片，每日2次；或呋喃唑酮(痢特灵)，每次0.1克，每日4次。

(2)中药：中医分3种证型进行治疗。湿热型(相当于急性菌痢)：可服用香连丸，每次6克，每日3次。疫毒痢(相当于中毒性菌痢)：可服用黄连解毒丸，每次2丸，每日2次；如高热神昏服安宫牛黄丸，每次1丸，温开水送服；心阳虚脱者，用参附散，每次5～10克，每日2次，温开水送服。虚寒型(相当于慢性菌痢)：可服桂附理中丸，每次1丸，每日2次。

20. 老年痴呆症 高血压、冠心病、糖尿病、脑卒中等疾病危害老年人健康，老年痴呆也逐渐成为对老年人生活和健康、家庭幸福带来很大负担的常见病、多发病。全国55岁以上的老年痴呆患病率为2.9%，我国已有400万以上的老年痴呆患者，并且随着年龄增长，发病率逐渐增高。

痴呆是由多种疾病引起，是一种临床综合征，症状表现为明显的记忆力减退，思维障碍并可能合并有情绪及行为异常。老年痴呆有两种，即老年性痴呆和血管性痴呆。

(1)老年性痴呆

【症状表现】 患者出现神志混乱，人格改变，行为异常，判断力下降，谈话找不出适合的词语表达，对一些指令无法执行等，可分为早、中、晚期，早期诊治尤为重要。

【防治措施】 加强日常护理，积极排除导致痴呆的各种危险因素；如生活方式、饮食习惯等。应与子女一起生活，重视生活调护、心理护理、安全护理等，可口服抗衰益智散。

(2)血管性痴呆

【症状表现】 除具有神经病学检查的局部体征外，还有以下表现：①近记忆力减退，如忘记家中常用物品放置，忘记熟人姓名、家中电话号码，煮饭忘记加水等，上述症状呈进行性加重。②熟练技巧退化，工作力不从心，反复出现差错，甚至无法胜任自己日常的本职工作。③思维理解能力减退，注意力不集中，无法理解和掌握新知识，不能回答稍复杂的问题。④计算力减退，无法自行购物算账。⑤情感和人格改变，表情淡漠、寡言少语或喜怒无常，遇到小事情却表现暴跳发怒。⑥语言功能障碍。⑦生活自理能力减退。⑧定向力障碍，如迷路、不识家门等。⑨起病较急，60 岁以上的患者多伴有高血压和脑血管疾病病史。

【防治措施】 ①加强日常生活护理，心理及安全护理。②预防和治疗脑血管病危险因素，如高血压、糖尿病、高血脂、心房纤颤。③治疗原发病，如缺血、出血性脑卒中。④预防脑血管病再发生。⑤改善大脑功能。⑥ 药物如降脂药、抗凝药、促智药等有较好的效果。⑦ 食疗可常服些核桃仁、益智仁等。

（十四）补益药与延寿的关系

1. 补益药 补益药是中医治则中的一类。此类药物调养整体的精、气、神，充实体内阴、阳、气、血、津液之不足，挽回或延缓某些脏器功能的衰退，祛病除邪。按通俗说法，就是应用不良反应少的补益药品，滋养亏损，扶正培本。从现代医学角度看，补益药是以调理整体来防病、治病、健身、延寿的，这是中医学的一大特色。这些药物通常以人参、黄芪之类为代表。它们的功能是维持机体生理内环境平衡，调节免疫功能，激发细胞、脏器生机，兴奋和壮实整体，达到延缓衰老、强身益寿的目的。这些作用往往是某一药物含有多种天然成分组合而产生。在因人施治时，还把几种药物的多种天然成分结合成复杂的具有多项调节作用的方剂。各种补益药的补益作用各有所长，有的药物在平时往往作为治病药物，但某些情况下则又可作补益药，它们的配伍会产生分中有合、合中有分的奇妙特性。合理应用恰到好处可以有益无害，盲目滥用也可损害身体甚至危及生命。《红楼梦》中用人参杀人就能说明补益药的不良反应。道理很简单，任何物质在体内过少、过多都必然使机体致病。

2. 补益药的作用 补益药在人体抗衰老过程中，究竟起到哪些作用，如何延缓衰老，现阐述如下。

(1)细胞传代：人体是由许多不同细胞构成生命整体的。这些细胞传代主要由遗传决定。传代功能如何，关系到人体的衰老和寿命，所以人胚胎细胞二倍体在体外培养具有有限的传代次数，首次对人类寿命的自限性做出了科学性解释。后来又有人观察到，某些药物能影响人胚胎细胞体外培养传代次数和质量，且有强弱差异。这一发现为研究补益药提供了科学依据，并通过这一方法来测定药物的延寿作用。目前，世界各地又进一步采用药物对动物生长过程的影响，来确定药物抗衰老效应。根据实验表明，人参、黄芪、蜂蜜等有延长动物生命时限的功效。但各种药物的作用各不相同，而且一种药物的根、茎、叶的药理作用也有强弱之别，甚至有的作用相反。能增加细胞传代次数的药物，主要作用机制与促进动物细胞脱氧核糖核酸合成、改变细胞有丝分裂及自由基代谢等机制有关。

(2)调节免疫功能:正常机体免疫功能在正、反两个方面呈动态平衡。任何一方过强或过弱均可促使机体得病或衰老,甚至死亡。人从胚龄6周左右开始形成免疫器官——胸腺等,出生后免疫系统对个体的内外环境发挥免疫作用,到1周岁左右人体免疫器官趋向成熟,至6~7岁达到完善,青春期后随着年龄增大免疫器官胸腺等逐渐萎缩,到40岁以上免疫功能渐衰。机体免疫力功能偏亢可产生胶原病、自身免疫性疾病,如类风湿关节炎、湿疹等;反之,机体免疫水平低下也会导致得病和衰老,如恶性肿瘤、肺结核等。现代医学认为,补益药对机体免疫功能的影响是促进免疫功能、稳定免疫水平及双向调节,即偏亢的得到纠正、偏低的相应提高免疫反应。像人参、党参、女贞子、菟丝子等,都可以改善人体特异性免疫或非特异性免疫防御机制,提高中枢或外围免疫器官的淋巴细胞、巨噬细胞吞噬功能,使淋巴因子产生和抗体形成增多等,从而发挥防御自稳、免疫监视等作用,保障机体健康。补益药肉桂、大枣、桂枝、川芎具有抑制免疫应答,如淋巴细胞传代、抗体形成及巨噬细胞吞噬能力。体外实验证明,这些药物通过抑制淋巴细胞的脱氧核糖核酸合成来发挥其作用。某些药物如大枣不但能抑制抗体形成,还有抗变态反应的功效。

黄芪、当归、参三七、杜仲有双向免疫调节作用,抑制偏亢的免疫反应,促进微弱免疫应答,扶持免疫正反平衡。药物因剂量及制剂不同,对免疫作用亦有差异,如对细胞免疫有抑制作用,对体液免疫却有促进作用;反之对体液免疫有抑制效应的药物,对细胞免疫则有增强效应。有些药物,小剂量有免疫促进作用,大剂量却有抑制效果。对于这些药物如使用得当,同样有益寿强身的作用。

(3)改善机体代谢:人体衰老意味着机体代谢水平下降,体内自由基对细胞的损害,亚代谢产物增多蓄积,皮肤出现老年斑,心脏、肾等组织脂褐素含量增多,红细胞脆性提高。当归、维生素 E 能直接对抗过氧化作用,从而保护红细胞膜不受破坏。中草药漏芦能降低血清中过氧化脂水平,减少重要器官脂褐素等含量。人参能与体内活性极强的自由基结合,避免自由基对细胞的损害。生姜含有超氧化物歧化酶,经常食用有延年益寿效应。

核酸是细胞中信息高分子物质。它与生殖遗传、身体生长发育、防卫功能或物质代谢等有着密切关系。核酸是合成各种蛋白质,亦无生命可言。核酸代谢障碍会产生错误蛋白,错误蛋白积累导致细胞不能繁殖,代谢停滞,加速老化,趋向死亡。人体核酸代谢紊乱程度与年龄增长呈正相关,因此维持和纠正核酸代谢紊乱的药物能延年益寿。现代医学研究表明,人参、冬虫夏草有改善机体核酸代谢作用,麦冬则可调节核酸、组蛋白代谢,当组蛋白不足时便有抑制脱氧核糖核酸合成的危险。

(4)改善内脏功能:进入老年期,脏器效能显著下降,表现为心泵功能降低,动脉硬化、血流阻力升高,肺活量减少,消化功能紊乱,肾小球滤过率、肾小管吸收调节功能下降和促进造血的功能衰退等。导致机体代谢失调,能量代谢不足,生理内环境出现负平衡,形成恶性循环,加速衰竭进程。在传统的延缓衰老药物中,有许多药物能改善体内器官代谢和功能。例如,三七可以扩张冠状动脉,降低外围阻力,提高心脏输出量,减少心肌耗氧量,同时还有强心作用;补骨脂能增加平滑肌活力;蟾酥不仅能镇咳祛痰,还可以兴奋呼吸中枢;白术对消化道有双重调节作用;五味子能降低谷丙转氨酶(SGPT),还有许多类似人参的作用。这些药物均有助于有关脏器的康复,使有关系统的运转功能衰退得到缓解。

(5)消除有害因素:机体的关键性细胞,如脑细胞等如果代谢功能免受不利因子损害而正常运转时,机体的衰老过程即按遗传密码编排的指令速度缓慢地进行，达到应有的自然寿限。倘若受到有害因素干扰而妨碍细胞代谢功能时，则细胞代谢功能就会发生异常或错乱，出现疾病或早衰而加速死亡。

下述几种补益药物在清除有害因素，促进和维护细胞代谢方面的作用比较明确，如苍术、茯苓、灵芝等具有镇静作用，可保持神经系统平衡状态，此类药物对特定治疗对象有调和益寿双重作用；人参、女贞子、杜仲能促肾上腺皮质激素分泌，使血清含量上升，以增强机体应激反应能力；女贞子、墨旱莲、金樱子对金黄色葡萄球菌、铜绿假单胞菌、伤寒杆菌均有较强抗菌、抑菌效能，服用后可消除隐性感染。某些体质虚弱的人和易受感染的人，服用上述药物有助于祛病、延年。

(6)微量元素利弊：现代医学在对传统补益药开发研究中，微量元素的研究引起了很多人的关注。我国古代早有炼丹成仙的记载，信者反而因铅汞中毒而丧命，其中有不少是帝王将相。20世纪70年代初，美国、日本兴起了关于微量元素与人体健康长寿的研究。

机体内的元素(矿物质)分两大类：占体重万分之一以上是常量元素，如钠、钾、氯、钙等；不到人体万分之一的是微量元素，包括：①必需的微量元素有10余种，如铁、锌、钼、铜、锰、钴、碘、硒等。②非必需的微量元素有铝、钛等。③有害的微量元素有锑、铍、镉、汞、铅等。

必需微量元素对人的生命非常重要。有些微量元素是酶的重要组成成分或酶的激活剂；有的甚至是无机化合物转化为有机化合物的催化剂，如锌。在健康细胞中，某些元素具有高度生物学活性，机体中数百种酶有了它们才有活性。某些元素亦是激素、维生素的组合成分。例如，铁是血红蛋白的主要成分，碘是甲状腺激素合成原料，钴是维生素 B_{12} 成分之一等。因此，一定量的必需微量元素为维持人体健康长寿所必需，缺乏则可导致多系统功能紊乱，甚至诱发肿瘤等疾病。但过多亦可产生毒性反应，如锌元素对人体发育成长、抗衰老均有重要作用，但是锌过量能引起甲亢、高血压和贫血等。

3. 补益药的不良反应 补益药在抗衰益寿方面有独树一帜的功效。但用之不当，则事与愿违。如超期超量均产生不良反应，即使常规剂量亦有可能产生不良反应，中医学以补益两字来归纳这类药物是十分确切的。所谓“补”即弥补其不足；补益者，补之有益也。一个虚弱的人就像衣服破了需要补一样，可以补得恰到好处；然而无病无缺的人硬是进补，像在新衣裳上打补丁，势必会弄巧成拙，为害非浅。

古代医书中有这样一句格言：“人参不知杀死多少人，大黄不知救出多少命。”据某些文献报道，有 164 种单味中草药和复方制剂，都有不同程度的不良反应和过敏反应。这些草药中有一部分属补益范畴，如人参、黄芪、枸杞子和六味地黄丸等。有些不良反应的发生，除药量过大，积蓄中毒外，还由于中药制剂粗糙、炮制失宜等。中医研究院西苑医院李春生医师曾报道，一位 72 岁女性因头晕疲乏，自认为是“气虚”而炖食人参 12 克饮用，致血压上升、头晕加重、口燥便秘、睡眠不安。

4. 补益药与饮食的关系 即饮食禁忌（或称忌口），主要包括两个方面，一是药性关系，即服用某种药物后不宜同时再吃某些食物，如服用补血铁剂时不宜饮茶。《本草纲目》上记载，服地黄、何首乌忌萝卜；甘草、地黄、乌梅忌猪肉。二是病情关系，如肾炎患者宜忌食盐，胃病反酸者不宜食醋，消化不良忌油炸和质坚食物。近年来已明确，食盐过量可造成高血压、胃炎、胃癌；吃变质发霉食物易患肝癌。有上述病情的患者在服用补益药时，还应考虑补益药的选择，如水肿患者服用甘草就有进一步潴钠之虞，胃溃疡患者不宜选用五味子等。

5. 购市售补益药当慎重 目前，国内市场上销售的补益药品多种多样，并且时有新产品问世，但不外乎来自经典方剂的产品和新开发的滋补强身的产品两大类。

一类是来自经典方剂的产品，如人参再造丸、六味地黄丸、阿胶、龟鹿二仙膏；制剂以膏、丹、丸、散等形式为主。由于传统方剂经过几百年甚至上千年的实践检验，如能合理选用，疗效比较稳定，不良反应较少。另一类是新开发的各种口服滋补强身制剂。这一类制剂经动物实验和临床应用，也有一定的抗衰老健身作用。目前，这一类制剂由于以盈利为目的，宣传夸张，装潢趋向礼品化，为了迎合顾客口味，配方选药常限于气味较佳、人们乐于服用的品种。有效成分可因制剂工艺、运输环节上的问题，影响质量。所以，补益药一般需要在医生的指导下进行选择。

6. 对补益药的正确认识 对补益药的正确认识和合理选用，也是一个值得探讨的问题。“补”是中医治疗八法（汗、吐、下、和、温、清、补、消）中的一种。它的作用在于扶助人体气血不足或补益某一脏器虚损，从而驱邪祛病。一般来说，不少虚弱的中老年患者机体的抗病力较差，对一些可能损伤正气或不良反应较大的汗、吐、泻药物应慎重使用。老年人患病并不一定都是虚症，有少数老年人往往一有病就自认为身体虚弱，要求进补，这不仅不能对症下药，还会延误甚至加重病情。所谓“老年人宜常补”是以老年人未病时虚弱或病愈后的调养而言。唐代大医学家孙思邈说：“人在四十岁前有病可用泻则，不甚须用补则，必要时不在此限。四十岁以后则忌用泻法，须补法。五十岁以上，四时勿阙补药。如此乃可延年益养生之术耳。”他虽指的是“四时”，但仍需加“治病药”。所以，在诊断和治疗各种疾病时应辨证施治。

从进补的时间看，一年四季均可补，但以冬季为佳。因为冬天天气寒冷，病菌不易生长，蚊蝇减少，同时冬季体力劳动较少，不会大量出汗，所以冬季比其他季节适宜于进补。但对肺虚的慢性咳嗽病人，则以夏季进补为宜。还应防止两个极端，即一概不信拒用补药，或过分依赖进补。更要提醒的是，补益保健品不能当饭吃。

7. 几种常用补益药功效

(1)人参：人参在我国作为补益珍品，早在《本草经》《本草纲目》中就有记载。据研究报道，有兴奋中枢神经作用，略能降低血糖；小剂量能提高心脏的收缩力和频率，可使网状内皮系统功能亢进；大剂量能抑制心脏收缩力，抑制中枢神经系统与网状内皮系统的功能。目前的动物实验和临床研究表明，人参是一种最佳的全身性抗衰老补益药品。

【临床应用】

①对肺虚、喘促、脾虚泄泻、消渴少津虚症，以及抢救气脱危症和心源性休克等，以独参汤和人参注射剂为主，也可与其他中药互用。剂量按体质不同而增减，须在中医师指导下应用。

②治疗高血压病、冠状动脉硬化、心绞痛，一般以白参、生晒参为宜。嚼食，每次2～3片，每日1～3次，可生津提神，甘凉可口。

③治疗阳痿及性功能降低，可用酒浸法，用整支红参或切片浸在白酒中，加盖封紧，两周后服用。每日晚餐后饮用1毫升白酒。亦可人参磨粉，冲开水吞服，每次10～20克，或每日1次用牛奶送服。

④增强机体的抗癌力，治疗糖尿病、艾迪生病等慢性病，可以常用白参片3～5克或西洋参片冲开水，代茶饮服。

⑤对各种感染性疾病呈虚症表现或白细胞减少、溶血性贫血、血小板减少，可用独参汤或服用河车大造丸、人参白虎汤、四君子汤等。

⑥中老年人进补，一般以冬季、春季为宜。除上述各种方法外，还可炖煮食品，如人参粉拌以瘦肉、鸡、鲫鱼等。尤其是人参大雄鸡对手术后、产后、劳累过度等有大补元气的功效。

人参不宜过量服用，否则会出现烦躁不安、兴奋、眩晕、血压升高、出血、头痛等症，尤其对体质壮实者或正值炎热天气等情况时更应慎重。保管贮藏要防止虫蛀、发霉、受潮，用瓶密封外，可放入冰箱存放。

(2)黄芪：属豆科多年生草本植物，始载于《本草经》，有膜荚黄芪、内蒙古黄芪之分，主要分布在河北、山东、四川及西藏等地区。其根入药，性温味甘，是补益药的上品。有固表补气、利水化痰之效。主治体虚自汗、久泻脱肛、水肿少尿等虚症。现代医学认为，黄芪有效成分为胆碱、甜菜碱、叶酸、氨基酸、多糖。可使机体免疫功能加强，延缓衰老进程，扩张冠状动脉和肾血管，对心衰时的心脏有强化作用。据储大同报道，黄芪粗提液中含有 F3 成分，对单核淋巴细胞有免疫调节作用，是一种很强的免疫恢复剂。

【临床应用】

①黄芪与其他中草药配伍可治疗多种疾病，其中十全大补汤则是经典补益药，有增强体质，预防衰老及益气补虚的疗效，一般宜在冬春服用，但用于抗喘强心则可在夏季服用。

②气血虚弱，配当归等补气血，配酸枣仁、五味子等治体弱自汗。

③胃下垂及脾虚弱、久泻、脱肛、子宫下垂，配党参、升麻、柴胡等补中升气药。

④营养不良性水肿，配茯苓、薏苡仁等。

⑤治疗血小板减少、白细胞减少、各种神经性皮炎，起生血、调整免疫功能等作用。

⑥肾炎有水肿、蛋白尿者，每日用黄芪 50～100 克，水煎服。

⑦糖尿病，配茯苓、天花粉、生地黄、麦冬等。

⑧黄芪炖鸡。黄芪200克，童子鸡1只，把黄芪塞入鸡腹，加作料炖煮作为药膳，每年冬春服用1～2次，有滋补作用。

【选购常识】 黄芪以细嫩软质为佳，粗、硬、木质化者为次品。

(3)花粉：为多种植物花粉的总称，是雄蕊生殖细胞与雌花蕊的胚珠结合而产生。中医学对花粉应用有着悠久历史。《本草纲目》记载，花粉食疗补益强身，应用范围涉及内、外、妇科。据记载，在前苏联一个偏僻山村，年龄在100岁以上，身体非常健康的寿星特别多。一位学者对此作过调查，结果发现村庄周围都是蜂巢，在蜂巢下面有一堆堆“蜜渣”(即花粉)，当地人常用这种“蜜渣”冲水服用，对延年益寿可能有一定功效。

经科学分析，花粉的蛋白质含量多于一般细胞的含量。花粉中还有植物脂肪、糖类、维生素、无机盐、酶、氨基酸及激素等，是一种不可多得的滋补品。美国有一位花粉专家曾说：“花粉本身不管从哪一方面来说，都是一种完美的营养佳品。”

【临床应用】 正常人常年服用有延年益寿，健身补气的功能，运动员应用可增强耐力。此外，对糖尿病、肝炎、贫血、失眠、胃炎、胃肠功能紊乱、血管疾病、前列腺增生、更年期综合征等都有较好的调理作用。

【不良反应】 对花粉过敏者忌用，甚至不能接触，这一点不可不慎。

【选购常识】 一般购买市售成品。从产地选购或从产地运来的原品则应注意花粉品种，一般以油菜花、紫云英为佳，野山花为上品。

(4)刺五加：与人参同属五加科。药用部分为刺五加落叶灌木五加的根皮或茎皮。味辛、苦，性温，产于我国东北、华北、华中等地。中医学中应用刺五加已有几千年的历史。《神农本草经》

把刺五加列为上品,《本草纲目》称此药“以五叶交加者为良”,故名五加。

经现代医学分析得知,刺五加含有挥发油、胡萝卜苷(A)、紫丁香酚苷(B)、刺五加苷及其他强心苷和生物苷等有效成分,能增强机体对疲劳耐受力的协调性和对疾病的抵抗力,对放射性损害有保护作用,还能兴奋内分泌系统、提高机体免疫功能,对高血压有双向调节作用。刺五加具有疾病康复、保健、提高人体对环境适应力的功能。在国外,宇航员、深海工作者、登山人员和运动员及老弱病残者广泛服用。日本的马拉松运动员把它作为饮料。

【临床应用】 可治疗各类神经衰弱,冠心病胸闷、气促,心绞痛,头晕和预防急性高原反应等,是一种典型的增强体质性药物。剂量为每次 5～10 克。临床多应用五加皮酒:五加皮 300 克,熟地黄 200 克,丹参 200 克,杜仲 300 克,浸入白酒 1 000 毫升,7 天后每日服用 20～30 毫升(摘自《圣惠方》)。

(5)鹿茸:是鹿科动物梅花鹿、马鹿等各种雄鹿尚未骨化的幼角,分布于我国东北、西北、西南地区。我国最早的医学文献《黄帝内经》记载:“精力不足者,补之以味。”《圣惠方》《医心方》等均把鹿茸作为强壮、补阳、抗衰老、益寿良药。它能抗衰老,治体虚怕冷、阳痿遗精、宫冷不孕、腰膝酸软、阴疽不敛,是生精充髓大补元气之上品。

经科学分析,鹿茸成分复杂,含有多种激素、胶质、蛋白质及磷酸钙等。它能促进发育、补血、强心、增强免疫功能。

【临床应用】 对体虚怕冷、腰膝酸软、肾阳不足、小儿发育不良、神经衰弱可试用。一般剂量:每次 0.3～0.9 克。入丸或散剂,不入汤,避免加热。

【选购常识】 本品质量上有血片、粉片等区别。鹿茸的切片,近顶端切下的,呈蜜蜡色,叫做血片,功效佳,价昂贵;在本品下段切下的，呈白色，称粉片，功效较血片为弱。

(6)灵芝：属多孔菌科植物，子实体形似伞状，腐生于栎及其他阔叶树根部或枯干上，分布全国各地。民间将其列为补益药之首，享有“仙草”之美誉。《本草纲目》载有灵芝“能益心气，补中，增智慧，活关节，保神益精气”。近年来，国内外学者的大量研究表明，灵芝的主要成分糖类、氨基酸、油脂类、生物碱、微量元素、维生素等，对神经系统有镇静作用，能降血脂，扩张冠状动脉，保护肝脏及提高机体对缺氧的耐受力，还能降血压。

【临床应用】 一般为1.5～3克，研粉吞服，用于神经衰弱失眠等症，正常人每年冬春季服用，每日1次，连服10次，有滋补作用。

【选购常识】 灵芝的类似品种很多，故一般应在正规药店里购买，切不可在街摊上选购，以防误服毒品或伪品。

(十五)常见的医学报告单解析

1. 红细胞计数(RBC)

【正常参考值】 男：(4.0～5.5)×10^{12}/L，女：(3.5～5.0)×10^{12}/L。

【临床意义】

(1)生理性增加：高原居住者、剧烈的体力劳动、妊娠中晚期。

(2)病理性增加：真性红细胞增多症、代偿性红细胞增多症(慢性肺疾病、脱水、烧伤)。

(3)减少：各种贫血、白血病、产后、手术后、大量失血。

2. 血红蛋白(Hb)

【正常参考值】 男：120～160g/L，女：110～150g/L。

【临床意义】 同红细胞计数。

3. 白细胞计数(WBC)

【正常参考值】 成人：(4～10)×10^9/L，儿童：(5～12)×

10^9/L。

【临床意义】

(1)白细胞增加:①生理性。妊娠末期、分娩期、经期、剧烈运动后、冷水浴后及极度恐惧与疼痛等。②病理性。急性感染、尿毒症、严重烧伤、传染性单核细胞增多症、传染性淋巴细胞增多症、急性大出血、严重组织损伤、手术创伤后、白血病等。

(2)白细胞减少:病毒感染、伤寒、副伤寒、黑热病、X线照射、肿瘤化疗后、再生障碍性贫血、脾功能亢进等。

4. 白细胞分类计数(DC)

【正常参考值】 中性分叶核:50%～70%,中性杆状核:0%～5%,嗜酸性粒细胞:0.5%～5%,嗜碱性粒细胞:0%～1%,淋巴细胞:20%～40%,单核细胞:3%～8%。

【临床意义】

(1)中性粒细胞:中性粒细胞的增减会导致白细胞总数的变化。因此,白细胞和中性粒细胞的临床意义大致相同。中性粒细胞增多可见于:急性感染,严重组织损伤,急性大出血,急性中毒,白血病、骨髓增殖性疾病及恶性肿瘤等。中性粒细胞减少可见于:感染,血液系统疾病,物理、化学因素损伤,脾大及脾功能亢进,自身免疫性疾病等。

(2)嗜酸性粒细胞增多:①过敏性疾病,如支气管哮喘、药物过敏、食物过敏等。②寄生虫病。③皮肤病。④血液病。⑤某些恶性肿瘤。⑥某些传染病等。

(3)淋巴细胞增减

淋巴细胞增高常见于:①感染性疾病,以病毒性感染为主,如百日咳、传染性单核细胞增多症、麻疹、腮腺炎等。②淋巴瘤、急性或慢性淋巴细胞白血病等。③急性传染病的恢复期。④移植排斥反应。

淋巴细胞减少常见于：①应用肾上腺皮质激素后。②放射性损伤。③免疫缺陷性疾病。

5. 血小板计数(PLT)

【正常参考值】 $(100\sim300)\times10^9$/L。

【临床意义】

(1)生理性改变：早晨低、午后高，春季低、冬季高，平原低、高原高，运动后高、休息后恢复。

(2)病理性改变：①减少。血小板生成障碍，如再生障碍性贫血、急性白血病；血小板破坏过多，如免疫性或继发性血小板减少性紫癜等。②增多。常见于慢性粒细胞性白血病、真性红细胞增多症、急性化脓性感染，以及脾切除术后等。

6. 红细胞沉降率(动态血沉,ESR)

【正常参考值】 男：<15mm/h 末(15 毫米/小时末)，女：<20mm/h 末(20 毫米/小时末)。

【临床意义】

(1)生理性增快：超过 60 岁的高龄者、经期、妊娠 3 个月、产后 1 个月。

(2)病理性增快：①急性细菌性炎症、活动性结核、风湿病活动期、风湿热。②恶性肿瘤、组织严重破坏。③结缔组织病、心肌梗死活动期、贫血等。

7. 尿蛋白定性(PRO)

【正常参考值】 阴性。

【临床意义】

(1)肾性蛋白尿，多见于急、慢性肾小球肾炎，肾盂肾炎，急性肾衰竭，高血压肾病，肾淤血，肾病综合征等。

(2)本周蛋白尿，见于 50%的多发性骨髓瘤和部分巨球蛋白血症。

(3)系统性红斑狼疮及血红蛋白尿。

(4)泌尿系统炎症、结石、肿瘤。

8. 粪便常规

【正常参考值】 外观为黄褐色成形软便。镜检无白细胞、红细胞、巨噬细胞、寄生虫卵等。

【临床意义】

(1)颜色:①白色便常见于胆道阻塞或脂肪过量。②果酱色便见于阿米巴痢疾。③黑便见于上消化道出血等。

(2)形状:①黏液便见于细菌性痢疾。②霍乱为米汤样便。③血便为肛门出血等。

(3)镜检:白细胞见于肠道炎症、肠道寄生虫病;红细胞见于肠道下段炎症或出血,如痢疾、溃疡性结肠炎、结肠炎、直肠息肉等;巨噬细胞见于细菌性痢疾和直肠炎症。寄生虫卵见于肠道寄生虫感染,如钩虫、蛔虫、蛲虫和鞭虫等。

9. 大便隐血试验

【正常参考值】 阴性。

【临床意义】 消化道出血时大便隐血试验阳性。消化道恶性肿瘤时,大便隐血可持续阳性,溃疡时呈间断阳性。

10. 肝脏功能试验 肝脏功能繁多,其最主要的功能是物质代谢,同时肝脏还有分泌、排泄、生物转化及胆红素代谢等方面的功能。肝脏功能试验包含血清蛋白质测定、胆红素测定和部分血清酶测定。

(1)血清总蛋白(STP)和白蛋白(A)与球蛋白(G)比值测定:90%以上的血清总蛋白和全部人血白蛋白是由肝脏合成,因此血清总蛋白和白蛋白含量是反映肝脏功能的重要指标。

【正常参考值】 血清总蛋白:60~80g/L(60~80 克/升),人血白蛋白:40~55g/L(40~55 克/升),血清球蛋白:20~30g/L

(20～30 克/升)，白蛋白(A)/球蛋白(G)：1.5～2.5：1。

【临床意义】

①血清总蛋白及白蛋白增高。急性失水，休克，肾上腺皮质功能减退等。

②血清总蛋白及白蛋白降低。肝细胞损害致蛋白质的合成减少，常见于亚急性重症肝炎、慢性中度以上持续性肝炎、肝硬化等；营养不良，蛋白质摄入不足或消化吸收不良；消耗性疾病，如结核病、甲状腺功能亢进和恶性肿瘤等；蛋白质丢失，如烫伤、烧伤、大出血、肾病、溃疡病等；血浆中水分增加，血浆被稀释。

③血清总蛋白及球蛋白增高。慢性肝病；自身免疫性疾病，如系统性红斑狼疮、风湿性关节炎；慢性炎症与慢性感染，如结核病等；多发性骨髓瘤、淋巴瘤等。

④血清球蛋白降低。生理性减少；免疫功能抑制；先天性低γ球蛋白血症。

⑤A/G 倒置。常见于严重肝功能损伤等。

(2)血氨测定

【正常参考值】 11～35μmol/L(11～35 微摩/升)(谷氨酸脱氢酶法)。

【临床意义】 常用于肝性脑病的监测和处理。

①血氨增高。多见于肝性脑病、重症肝炎等；尿毒症，以及肝外门脉系统分流形成；上消化道出血；生理性增高见于进食高蛋白饮食或运动后。

②血氨降低。低蛋白饮食、贫血。

③血清总胆红素(STB)测定

【正常参考值】 1.7～3.4μmol/L(1.7～3.4 微摩/升)。

【临床意义】 判断有无黄疸、黄疸程度及演变过程，推断黄疸的病因及类型。升高常见于急、慢性肝炎，急性黄色肝萎缩，肝恶性肿瘤转移,胆道梗阻,溶血性黄疸,输血后溶血和恶性贫血等。

(4)血清直接胆红素(CD)测定

【正常参考值】 1.71～13.7μmol/L(1.71～13.7 微摩/升)。

【临床意义】 同总胆红素。

(5)血清丙氨酸氨基转氨酶(ALT)测定

【正常参考值】 (0～40U/L)(酶速率法)。

【临床意义】 ALT 增高常见于以下疾病。

①传染性肝炎、肝癌、肝硬化活动期、中毒性肝炎、脂肪肝、胆管炎和胆囊炎等。

②心血管疾病,如心肌梗死、心肌炎、心力衰竭时肝淤血等。

③骨骼肌疾病,如多发性肌炎、肌营养不良等。

④一些药物和毒物可引起 ALT 升高。

(6)血清天门冬氨酸氨基转移酶(AST)测定

【正常参考值】 0～40U/L(0～40 单位/升)(酶速率法)。

【临床意义】

①各种肝病均可引起 AST 升高。

②急性心肌梗死时,血清 AST 活力增高,在发病后 6～12 小时显著增高。

③肌炎、胸膜炎、肾炎、肺炎等可引起 AST 轻度升高。

(7)血清碱性磷酸酶(ALP)测定

【正常参考值】 成人<40～110U/L(40～110 单位/升)。

【临床意义】 血清 ALP 增高通常作为肝胆疾病和骨骼疾病的临床诊断时的辅助指标。

①肝胆疾病,包括阻塞性黄疸,如胆管结石、胰头癌等;原发性胆汁性肝硬化、肝内胆汁淤积等;肝癌等。

②骨骼疾病。纤维性骨炎、佝偻病、骨软化症、骨转移癌和骨折修复愈合期等。

③黄疸的鉴别诊断。

(8)血清γ-谷氨酰转移酶(GGT)测定

【正常参考值】 0～60U/L(0～60单位/升)(酶速率法)。

【临床意义】

①主要用于肝胆疾病的诊断，原发性肝癌、胰腺癌和十二指肠乳头癌时，GGT活力显著升高。

②在诊断恶性肿瘤有无肝转移和肝癌术后复发有重要意义。

③嗜酒和长期服用某种药物如苯巴比妥时血清GGT常升高。

11. 脂类测定

(1)血清总胆固醇(TC)

【正常参考值】 3.35～5.69mmol/L(3.35～5.69毫摩/升)。

【临床意义】

①增高。TC增高是冠心病的主要危险因素之一，常见于动脉粥样硬化所致的心、脑血管疾病；糖尿病、肾病综合征、胆管阻塞、黏液水肿及各种高脂蛋白血症等；长期吸烟、饮酒者；应用某些药物，如避孕药等。

②降低。贫血、营养不良和恶性肿瘤等；严重肝病，如肝硬化、急性重型肝炎等；甲状腺功能亢进；应用某些药物，如雌激素等。

(2)血清三酰甘油(甘油三酯，TG)

【正常参考值】 0.56～1.69mmol/L(0.56～1.69毫摩/升)。

【临床意义】

①TG增高。常见于糖尿病、妊娠后期、糖原累积症、甲状腺功能减退、肾病综合征等；高血压、脑血管病、冠心病、脂肪肝和肥胖症都与高脂血症有关。

②TG减低。严重肝脏病变、吸收不良、甲状腺功能亢进及肾上腺皮质功能减退等；低β脂蛋白血症。

(3)血清高密度脂蛋白胆固醇(HDLC)

【正常参考值】 1.16～1.55mmol/L(1.16～1.55 毫摩/升)。

【临床意义】 HDLC 与冠心病发病呈负相关。HDLC 低于 0.9mmol/L 是冠心病的危险因素。HDLC 下降多见于脑血管病、糖尿病、肝炎和肝硬化等。

(4)血清低密度脂蛋白胆固醇(LDLC)

【正常参考值】 1.76～3.52mmol/L(1.76～3.2 毫摩/升)。

【临床意义】 LDLC 增高是动脉粥样硬化发生、发展的主要危险因素。

12. 肝炎免疫学检查

(1)甲型肝炎病毒抗体(ANTI-HAV-IgM)

【正常参考值】 阴性(酶联免疫吸附试验、放射免疫法)。

【临床意义】 我国是肝炎高发国家之一,抗-HAV-IgM 已被公认为是甲肝早期诊断指标,并可作为甲型肝炎流行病学调查研究的手段。

(2)乙型肝炎病毒表面抗原(HBsAg,俗称澳抗)

【正常参考值】 阴性(酶联免疫吸附试验、放射免疫法)。

【临床意义】

①HBsAg 阳性见于急性乙型肝炎潜伏期。

②发病后 3 个月不转阴,易发展为慢性乙型肝炎或肝硬化。

③乙型肝炎病毒携带者 HBsAg 呈阳性。

④HBsAg 本身不具传染性,但因其常与乙型肝炎病毒(HBV)同时存在,常作为传染性标志之一。

(3)乙型肝炎病毒表面抗体(抗-HBs)

【正常参考值】 阴性(酶联免疫吸附试验、放射免疫法)。

【临床意义】 抗-HBs 是保护性抗体,抗-HBs 阳性通常出现在乙型肝炎病毒感染者恢复期或注射过乙肝疫苗的人。抗-HBs 滴度越高、持续时间越长,其对乙型肝炎病毒预防保护作用越好。

(4)乙型肝炎病毒 e 抗原(HBeAg)。

【正常参考值】 阴性(酶联免疫吸附试验、放射免疫法)

【临床意义】

①HBeAg 阳性说明乙型肝炎处于活动期,提示乙型肝炎病毒在体内复制,传染性较强。

②HBeAg 持续阳性,表明肝细胞损害较严重,且可能转为慢性乙型肝炎或肝硬化。

③HBeAg 转阴,表示病毒停止复制。

HBeAg 为乙型肝炎病毒的核心部分,是乙型肝炎病毒具有传染性的标志,存在于整个病程中。

(5)乙型肝炎病毒 e 抗体(抗-HBe)

【正常参考值】 阴性(酶联免疫吸附试验、放射免疫法)。

【临床意义】 抗-HBe 是 HBeAg 的相应抗体。抗-HBe 不是一个保护性抗体,它的检出说明曾经感染过乙肝病毒,由 HBeAg 转换而产生。一般认为 HBeAg 消失和抗-HBe 出现是病情好转的征象,但并不意味着乙型肝炎病毒的 DNA 停止复制或传染性消失。

①抗-HBe 阳性表示大部分乙肝病毒被清除,复制减少,传染性减低,但并非无传染性。

②乙型肝炎急性期就出现抗-HBe 阳性,容易发展成为慢性乙型肝炎。

③慢性活动性肝炎出现抗-HBe 阳性者可发展为肝硬化。

④HBeAg 与抗-HBe 均阳性,且 ALT 升高时,可发展为原发性肝癌。

(6)乙型肝炎病毒核心抗体(抗-HBc)

【正常参考值】 阴性(酶联免疫吸附试验、放射免疫法)。

【临床意义】 抗-HBc 不是保护性抗体,俗称“乙肝 2 对半”中的“半对”。它是乙型肝炎病毒感染后血清中最早出现的标志性抗体,可终身存在。当体内其他抗原、抗体消失后,抗-HBc 仍可持续存在,因而是乙型肝炎病毒流行病学调查的良好指标。

(7)乙型肝炎病毒血清免疫学检查五项指标

【临床意义】

①乙肝病毒表面抗原,即-HBsAg。

②乙肝病毒表面抗体,即抗-HBs。

③乙肝病毒 e 抗原,即 HBeAg。

④乙肝病毒 e 抗体,即抗-HBe。

⑤乙肝病毒核心抗体,即抗-HBc。

这五项检查结果的临床意义:第一项阳性,其余四项阴性,说明是急性乙型肝炎的潜伏期后期。第一、三项阳性,其余三项阴性,说明是急性乙型肝炎的早期,传染性很强。第一、五项阳性,其余三项阴性,说明是急、慢性乙型肝炎。第一、三、五项阳性,其余两项阴性,俗称“大三阳”,这种情况说明是急、慢性乙型肝炎,此时肝炎病毒复制活跃,传染性很强。第一、四五项阳性,其余两项阴性,俗称“小三阳”,说明是急、慢性乙型肝炎,但传染性较弱。第五项阳性,其余四项阴性,说明是乙型肝炎病毒的隐性携带者或处于感染的窗口期,也说明曾经感染过乙型肝炎病毒。第四、五项阳性,其余三项阴性,说明是急性乙型肝炎病毒感染的恢复期,或曾经感染过乙型肝炎病毒。第二、四、五项阳性,其余两项阴性,说明是乙型肝炎的恢复期,已有免疫力。第二、五项阳性,其余三项阴性,说明是接种了乙肝疫苗后,或是乙型肝炎病毒感染后已康复了,已有免疫力。

(8)丙型肝炎病毒抗体(抗-HCV)

【正常参考值】 阴性(酶联免疫吸附试验、放射免疫法)。

【临床意义】 抗-HCV 为非保护性抗体,它的检出在一定程度上反映曾感染过丙型肝炎病毒或有病毒复制。单纯抗-HCV 阳性不足以判定丙型肝炎，最后应检测丙型肝炎病毒核糖核酸（HCV-RNA）来确诊。抗-HCV可用于献血者筛选、流行病学调查等。

（9）丙型肝炎病毒核糖核酸（HCV-RNA）

【正常参考值】 阴性。

【临床意义】 检测HCV-RNA可以明确HCV的复制，有助于丙型肝炎的诊断，并可以判断病情的转归、预后及药物疗效的观察等。

（10）丁型肝炎病毒抗体（抗-HDV）

【正常参考值】 阴性（酶联免疫吸附试验、放射免疫法）。

【临床意义】 丁型肝炎病毒是一种缺陷病毒，其致病性依赖于乙型肝炎病毒，可与乙型肝炎病毒重叠感染或共同感染。一般认为HDV-IgG阳性提示既往感染。

（11）戊型肝炎病毒抗体（抗-HEV）

【正常参考值】 阴性（酶联免疫吸附试验、放射免疫法、免疫印迹技术）。

【临床意义】 戊型肝炎与甲型肝炎的临床症状和流行病学相似。戊型肝炎病毒抗体阳性为戊型肝炎病毒感染的证据，确认需用免疫印迹技术。

13. 肾功能试验

（1）血尿素氮（BUN）

【正常参考值】 3.2～7.1mmol/L（3.2～7.1毫摩/升）。

【临床意义】 BUN升高见于以下疾病。

①器质性肾功能损害。急性肾小球肾炎、慢性肾盂肾炎及慢性肾炎等；肾衰竭；前列腺增大、尿路结石、肾肿瘤、膀胱肿瘤等。

②肾前性少尿。严重脱水、大量腹水、心力衰竭等。

③蛋白质分解或摄入过多，如急性传染病、高热、严重创伤等；高蛋白饮食可引起血尿素氮浓度明显升高。

(2)血清肌酐(CRE)

【正常参考值】 男性:70～115μmol/L(70～115 微摩/升)

女性:44～80μmol/L(44～80 微摩/升)

【临床意义】 CRE 升高见于以下疾病。

①肾实质损害时,血清肌酐明显升高,对于晚期肾脏疾病意义较大。

②可见于肌炎、肌肉损伤和心功能不全等。

(3)血清尿酸(UA)

【正常参考值】 180～440μmol/L(男性:180～440 微摩/升)

女性:150～350μmol/L(150～350 微摩/升)

【临床意义】

①增高。痛风;核酸代谢异常,如白血病、多发性骨髓瘤、真性红细胞增多症;肾功能减退,如急、慢性肾炎,肾结核和肾盂肾炎;铅中毒等。

②降低。可见于范可尼综合征、妊娠和急性重型肝炎等。

14. 糖类测定

(1)空腹血糖(FBG)

【正常参考值】 3.9～6.1mmol/L(3.9～6.1 毫摩/升)。

【临床意义】 空腹血糖是诊断糖代谢紊乱的最常用和最重要的指标。

①生理性高血糖。餐后 2 小时、情绪紧张肾上腺素分泌增加。

②病理性高血糖。内分泌功能障碍,如胰岛素缺乏导致糖尿病;升高血糖的激素分泌增多,如甲状腺功能亢进、肾上腺皮质功能亢进等。颅内压增高。由于脱水引起高血糖,如呕吐、高热等。

③生理性低血糖。饥饿和剧烈运动。

④病理性低血糖。胰岛 B 细胞增生或瘤,胰岛素分泌过多,严重肝病。

(2)胰岛素(Ins)

【正常参考值】 10～20mU/mL(10～20 毫单位/毫升)(空腹)。

【临床意义】 胰岛素是由胰岛 B 细胞合成分泌的,具有促进合成代谢、调节血糖浓度的作用,故胰岛素是体内惟一降血糖的激素。主要用于糖尿病的分型诊断。

①胰岛素增高:见于胰岛 B 细胞瘤或增生、2 型糖尿病或某些糖尿病初期、继发性糖尿病、肥胖、药物、妊娠等。

②胰岛素降低:见于 1 型糖尿病、胰腺炎和胰腺手术后。

(3)胰高血糖素(GLC)

【正常参考值】 38±6pg/ml(38±6 皮克/毫升)。

【临床意义】 胰高血糖素是由胰岛 A 细胞分泌的升糖激素,与胰岛素的作用相反,是一种促进分解代谢的激素。

①GLC 明显增高:见于胰岛细胞瘤。

②GLC 增高:见于糖尿病、肝硬化、慢性肾功能不全、急性胰腺炎、饥饿和休克等。

③GLC 降低:见于肥胖者。

15. 癌胚抗原(CEA)

【正常参考值】 15μg/L(<15 微克/升)(ELISA 法、RIA 法)。

【临床意义】

①恶性肿瘤的诊断。主要用于对胰腺癌、结肠癌、乳腺癌、直肠癌、胃癌、肝癌、肺癌及甲状腺髓质癌等病人的辅助诊断。尤其是结肠癌、直肠癌 CEA 的升高与病程严重程度及肿瘤侵入深度有关。

②肿瘤疗效观察、预后判断和肿瘤术后复发的监测指标。

③结肠炎、胰腺炎、肝脏病变、支气管哮喘等也可见 CEA 轻度增高。

④检测胃液和唾液中 CEA 对胃癌诊断有一定价值。

养身格言

生活准则，事小意长。一生清白，养德勿忘。
起居有常，饥饱适当。饮食卫生，不吃腐脏。
食品多样，粗细搭配。甜要少吃，油盐限量。
多吃蔬菜，少进膏粱。荤素适宜，野味可尝。
切忌偏食，冷热得当。饭前便后，洗手毋忘。
吸烟有害，醉酒须防。视听行坐，不可久长。
喜怒忧思，五劳七伤。中老年人，脾胃乃伤。
六腑失调，最宜粥汤。动是生命，运是力量。
劳逸结合，锻炼莫忘。懒散易病，勤劳健康。
有病早治，无病须防。五脏六腑，气血阴阳。
邪正盛衰，注意调养。忧思伤脾，怒甚伤肝。
七情六淫[①]，避之为良。观书绎理，以养其心。
弹琴学字，是养其指。逍遥步履，实为养足。
静坐调息，即是养筋。立身处世，切忌夸张。
谦虚谨慎，忍让为良。流言蜚语，必须谨防。
勿妒贤能，去短补长。教育子女，业精本行。
明礼立德，品学优良。廉洁奉公，遵纪毋忘。
勤劳俭朴，致富小康。颐养天年，福多寿长。
竭忠尽力，为国增光。

注：七情：喜、怒、忧、思、悲、恐、惊。六淫：风、寒、暑、湿、燥、火热。中西医皆称为致病因素。

第三章 处世治家

一、处 世

(一)首植心田 礼让为先

《尚书,大禹谟》曰:“人心惟危,道心惟微。”危者,嗜欲之心,如堤束水,其溃甚易,溃则不可收复,微者,理义之心。如帷之映灯,若隐若现,见之难而悔之易。人心至灵至动,不可作劳,亦不可过逸,惟读书可以养之。

我说处世,当首植心田,修养品德,与人为善,坦荡真诚,言行一致,表里如一,不谋欺诈之事,不吹嘘拍马,不沽名钓誉,不口蜜腹剑。若逆此者,终则声败名裂,众叛亲离。自慢则人慢之。管仲曰:“矜好专,举事之祸也。”与人之交,一言一事,须有益于人,宁让人,勿使人让,宁容人,勿使人容,宁吃人亏,勿使人吃亏,宁受人气,勿使人受气,宁己身亡勿让国耻。有人仇于我者,则即时过去,见人之善,对人当称扬不已。闻人之过,则不乱对他言,当以理服之,维护公正。人有才胜于我者则倍加敬重,若不如我者则谦而待之。人生当戒贿赂,戒受贿赂,受人之恩者勿忘。我失便宜则众怨消矣。古人谓:“终生让路,不失尺寸。”

和睦乡邻,遇到困难互相帮,有事常相讯问,矜怜孤寡多行方便,寒则予衣,饥授以食,修德不期获报,自然梦稳心安。古有巢氏、许尤让于天下，市道小人，争一钱之利，悬差可鉴。

(二)言语谨慎　防患未然

“病从口入，祸从口出”。凡饮食不知节，言语不知谨者，皆会自贼其身。古有铭金人云，“无多言，多言多败，无多事，多事多患”。人生处事当守道崇德，言之有理，理必有据，言必信，行必果，勿信口开河。俗语说：“一言出齿，驷马难追”，即为此意。世间人际关系非常复杂，听人劝言，须析其意辨其奸诚，而后行之，勿盲目从之。三思而后行，勿优柔寡断，要多谋善断，急中有细，免其误断。做官任事，应心存国家集体，严于律己，正直无私。切忌假公取利，营私舞弊，徇情包庇，饱其私囊。

俗语云：“明枪好躲，暗箭难防。”正人君子往往被奸诈小人的花言巧语和眼泪所欺骗，陷入深渊有它诱惑人的地方，要当心奸人的礼貌。而今有诈骗之徒，不择手段，婢乞钻营，多以财货托付他人，巧语奉承，甚则走宫中嫔妃之路，以求荣升，取贵一时，此类之人必坑井殊深，可远不可近也。

(三)慕贤择友　名实戒傲

人事关系在社会上是一种资本。凡是经过考验的朋友，都应该把他团结在自己的周围。但今人多敝，常重远轻近，贵耳贱目，少长周旋，若有贤能，每相狎侮，不加礼敬。他乡异县，微籍风声，伸颈踮足，甚于饥渴，较量长短，不过如此，皆为凶德。孔子曰：“无友不如己者。”意思是说，只要别人有一个方面超过我者，就值得敬重，应该取人之长，补己之短，更不可有猜忌之心和轻贱他人之意。古人云：“傲者凶德也，凡以富贵学文而骄人者，皆自作孽耳。”慕贤择友，无论天涯海角，贫富贵贱、妍媸少壮，贵在平等互助，互重互信即好，以德、才、诚、信四字衡量。但仍须识别那些阴险奸诈之人,决不可择也,并忌酒肉之交,拉帮结伙。

采用他人正确意见,不能抛弃他人,要公开称颂他人,不可以窃人之功,作为己绩。即使是地位很低的人有长处,也应该实事求是,这样才能使人真正尊敬。诸事皆然,一言一行,谨言慎行,以诚待人,是君子立身处世道德修养之本,余每以律己,以坦诚待人,曾几遇曲径,皆遇贤助。同道事业,倍加敬重,切忌诽谤,“三人行,必有我师焉”,实为真理。勿班门弄斧,即使经科学实践证实他人有误,但也须以礼待之。更戒木工考铁匠,会自找屈辱,是越职言事之过,慎之!

大凡处世,应以诚信、谦逊、灵活为要,管仲言:“与时变,与俗变。”汝可深虑。

(四)兄弟互爱 妯娌调和

兄弟姐妹者,同一父母所生,分形连枝,幼时都依其父母身边,常食则同桌,衣则传服,学则连业,成年之后各又婚嫁,各自建立了新的小家庭。就其兄弟而言,从竹马游戏到驼背鹤发,相处日长,除了父子、母子、姐妹之外,没有比这关系密切,故应互敬互爱,和睦相处,各应教育好自己的妻子儿女,莫为小事分歧。兄弟之间,相互期望要量力而行,太深则易产生矛盾和隔阂。如果产生矛盾,应温言明理,春阳消冰,排除各种不良影响,随时弥合,使之更加团结。遇到困难,互相帮助,不能等闲视之。古代北齐、江陵王玄绍、孝英、子敏兄弟三人坚持互相敬爱,所得甘味异新,非共聚不先尝。江陵沦陷时,因玄绍身体魁梧,被西魏兵包围,其两弟抱住其兄,要求替兄而死……兄弟互爱之情可谓深矣,后人可作明镜。

妯娌者,虽为异姓,亦须如同胞姐妹相处,互相关心爱护,互相帮助,取长补短,协助兄弟工作,共同教好子女,敬老爱幼,协力建好家园，方能幸福永馨。桃园乡里，有一吴某之妻周平，其弟妻胡梅患病，急需输血，而周平随即献血 300 毫升于胡梅，挽救了胡之生命。平日相处，视如同胞姐妹，众人对周平、胡梅妯娌有世间楷模之称。

若逆比者，相互攀比，诽谤嫉妒，钩心斗角，长舌厉阶，虐待公婆，父母纵子行凶……皆为凶横无德之辈，终则众叛亲离，国法难容。

兄弟不睦，妯娌不和，则子女不爱，众人疏远、轻视，甚则欺侮。俗语云："家不和被邻欺，邻居不和别人欺。"

正谓："人生处世须明理，首植心田德为先，谦逊忠诚多谨慎，宽宏大度重清廉。"

二、治　家

家有国家和小群体家之别，国家是由无数个小群体家组成，而一个小群体家道组成，又多是以夫妻为主体的建立，上可有老一辈的父母、公婆，下有子女等。本篇所论是指小群体家庭，而小群体家庭的和睦，又直接关系到国家的稳定、繁荣与发展。一个家庭能否兴旺发展，夫妻的和睦起着主导作用。《幼学琼林·夫妇篇》说："夫妻和家道而后成。"这足以说明在一个小家庭中，以夫妻为主的和睦非常重要。故有父慈子孝，兄友弟恭，夫义妻顺之说。和睦则家旺，逆者多败。

但也有少数家庭，父慈子逆，兄友弟傲，夫非妻凌者，此多为本性和幼时教养有关，这更是人生道德所不允。作为一个家长，应根据各个家庭成员素质，经济状况，环境优劣，社会制度等方面，以科学的方法，正确处理好家庭中日常各种事务，使之在各个方面得以顺利发展。治家之道，概而言之大约有四：一为首务本业，勤劳致富。二为早作计划，巧施安排。三为文明守纪，居安思危。四为婚姻随宜，养老尽力。

(一)首务本业　勤劳致富

刻苦学习，务其本业，勤劳致富为人生治家之本。《韶山毛氏家训》中说："天下有本有末，还须务本为高，百般做作尽糠糟，纵有便宜休讨，有田务尔本业，一艺一足自豪，节风沐雨莫乱劳，安用许多技巧。"父母对子女平时要察其勤惰，领其入门，验其生熟，使之激昂奋发，有所劝惩。若子孙能成其儒业者，应尽力从之；若不成者，则可从农、从工、从商……劳其身，尽其力，亦能立其家。任何一行，当以精专为本，总以勤劳二字为要，奢侈者不善。

(二)早作计划　巧施安排

俗语云："穿不穷，吃不穷，计划不周会变穷。"建设家园，也当早作计划，巧施安排，做到用而不奢，俭而不吝。每年合家大小人口，计需经济多少，食谷若干，另备宾客支出若干……均应料数计入其中，务有盈余，不可妄用，以备天灾不测。有当思无，富当思贫为其纲领。煤水气电，日常生活用品皆应巧施妙用，兴废为宝，整旧如新。衣不厌旧，食不贪丰，勿营华屋，教育子孙各应布衣粗食，克勤克俭，细水长流。处逆境，箪瓢陋巷，然学不可废，志不能移，盛时亦不能忘记寒士家风。

目前随着社会的发展，人们生活水平的不断提高，逐步进入小康水平，适当增加消费是合理的，也有利于国民经济的发展。但过于铺张浪费，挥金如土是不可取的。中国素有勤俭节约的美德，应当继承和发扬。朱伯卢治家格言中云："一粥一饭当思来之不易，半丝半缕恒念物力为艰。"故在计划安排上应以节约为荣，浪费可耻为准则。家遇红白庆典，接待宾客，须以礼相待，馈赠须酌情量力，但亦不可过吝，总以情厚为主。宾主相欢，饮酒不必强劝，淡薄且能长久，适可而止。不许沉醉，醉则伤情伤身，甚则因乐招忧，更不许赌博，淫娼。陋习伤风当除，须移风易俗，创文明风尚。

(三)文明守纪 居安思危

子孙各应安分循理，遵纪守法，权利义务自觉履行，维护公正，亲友和邻，不宜博弈斗殴，恃强凌弱。讲究文明，处变不惊，自觉纳税，虽囊中无余，心亦有欢。不义之财，刻薄成家，子孙必不能久享。古人造“钱”字，一金二戈，有害多、利少之意，旁有劫夺之祸。不宜多藏，要取之有道，用之有方。

对于钱，历代文人论说很多，有道为神通之宝，有称是万恶之源。其实，钱是一种流通领域中的货币。从古到今，在人类社会中，只不过把它当作能解决以物换物的麻烦，而成了一切物货之值。作为中介物，既无铜臭，又无馨香，所以使鬼道神，男盗女娼，皆为金钱崇拜使然。钱币无好恶之别，有的只是人心的态度，把钱作为“神”，顶礼膜拜，拼命索取占为己有，其结果往往为金钱所役使。为了得到它而不择手段，贪赃枉法。如世间一些贪官污吏，身居高位，食丰衣足，却仍为钱役。网罗巨万，最终成了钱的殉葬品。毋庸讳言，每个人的衣食住行都离不开钱，没有钱就没有生存的基本保证，更谈不上什么舒服的日子，论钱的分量是有的，钱多分量就随之加重，但挣钱致富要挣良心钱，不能挣造孽钱，不要丢了自己的人格。王新周写钱的一首小诗说：“劳动的钱，使你幸福坦然；哄骗的钱，使你难享平安；积累的钱，使你珍惜勤俭；受贿的钱，使你心惊胆战；贺喜的钱，使你倍加偿还；贪污的钱，使你心眼糜烂；奖励的钱，使你奋发向前。”

凡事不可占便宜，金钱最易使人长骄气、逸气。余而立之年亦曾有虑算，须积重钱予子置业，但转念使其努力学习，成才自立，何忧无饭吃矣。

（四）婚姻随宜　养老尽力

少生优生有利于国家集体，更有利于父母健康和对子女的优育，毛泽东同志说得好："时代不同了，男女都一样，男同志能办得到的事，女同志也能办得到。"女儿也是传人，男尊女卑旧俗应消除。

中老年人若因丧偶，而欲再婚者，论其古今国法有允，子女当尊重老人意见，给予支持，不应阻拦或非议。益处有四：一可消除老人孤单寂寞，苦闷忧郁感，有益老人的健康延年。二在生活等诸多方面可以互相照顾达到安度晚年之乐。三可减轻子女在日常生活中的某些抚养照护。四可为社会和家庭创造出更多的劳动财富。

尊老爱幼是我国传统美德。父母有承担抚养子女的义务，子女有敬养老人的责任。故子女要尊重老人的经历、经验。父母的衣食住行等方面，子女要多关怀照护，体贴入微，使之安度晚年。俗语说："东西南北去烧香，不如在家敬活佛。"此言对养老尽力有极大的教育意义。

祖宗创业来自勤俭之难，子孙守业更要知其难。知难才能发展，不能恃父辈余荫。自力才能长久，不知则奢败。管仲曰："人惰而侈则贫，力而从俭则富。"余诗云："一家数口一条心，事事能成土变金，十义精通勤俭好，谦虚谨慎誉乡邻。"

一个国家、一种社会，要和平稳定发展，必须要有无数个小家庭成员共同提高人口素质，树文明风尚，团结和睦，互帮互爱，平等互助，共创全球人类美好辉煌！

参考文献

1. 蒋定本等.《胎教与优生》. 文汇出版社,1987年

2. 计雪文等.《浅谈来自父母的病》. 重庆出版社,1991年

3. 上海科普创作协会.《健脑新法》. 上海科学普及出版社,1991年

4. 冯坦升.《怎样生育健康聪明的子女》. 广西民族出版社,1989年

5. 伦新.《科学育儿实用手册》. 广东高等教育出版社,1991年

6. 费冲等.《药物与妊娠》. 上海科学技术出版社,1987年

7. 李书田.《早衰防治》. 海洋出版社,1990年

8. 方春阳等.《中国养生大成》. 吉林科学技术出版社,1991年

9. 卢岳华等.《实用养生保健大全》. 黄山书社出版,1995年

10. 成晓军等.《宰相家训》. 湖北人民出版社,1994年

11. 翁福清等.《中国古代家训》. 中国国际广播出版社,1991年

12. 张俊平等.《教子韬略三十六计》. 中国大地出版社,1993年

13. 乔卫平等.《实用家庭教育大全》. 金盾出版社,1992年

14. 江苏社会保险管理中心,《企业离退休人员保健手册》. 东南大学出版社,2006年